2014
中国卫生和计划生育统计提要
China Health and Family Planning Statistical Digest

国家卫生和计划生育委员会 编
National Health and Family Planning Commission

中国协和医科大学出版社
Peking Union Medical College Press

图书在版编目（CIP）数据

2014中国卫生和计划生育统计提要／国家卫生和计划生育委员会编.—北京：中国协和医科大学出版社，2014.6

ISBN 978-7-5679-0088-2

Ⅰ.①2…　Ⅱ.①国…　Ⅲ.①卫生统计-统计资料-中国-2014②计划生育-统计资料-中国-2014　Ⅳ.①R195.1②C924.2

中国版本图书馆CIP数据核字（2014）第086522号

2014中国卫生和计划生育统计提要

编　　者：国家卫生和计划生育委员会
责任编辑：吴桂梅

出版发行：中国协和医科大学出版社
（北京东单三条九号　邮编100730　电话65260378）
网　　址：www.pumcp.com
经　　销：新华书店总店北京发行所
印　　刷：北京佳艺恒彩印刷有限公司

开　　本：850×1168　1/32开
印　　张：6.5
字　　数：162千字
版　　次：2014年5月第1版　　　2014年5月第1次印刷
定　　价：42.00元

ISBN 978-7-5679-0088-2

《中国卫生和计划生育统计提要·2014》
编辑部

主　　任：孟　群

副 主 任：伍晓玲　薛　明　韩俊丽

责任编辑：缪之文　韩玉哲

编辑人员（以姓氏笔画为序）：

丁一磊　马　力　王　俊　王黎君　刘韫宁

李红军　张　琪　张君华　罗春竹　胡艳敏

胡　桃　赵　阳　赵素萍　徐　玲　郭　青

董静宇　蔡　玥　蔡　敏　翟铁民　冀永才

China Health and Family Planning Statistical Digest·2014
Editorial Department

Director: Meng Qun

Associate Director: Wu Xiaoling, Xue Ming, Han Junli

Coordinators: Miao Zhiwen, Han Yuzhe

Editorial Staff :

Ding Yilei, Ma Li, Wang Jun, Wang Lijun, Liu Yunning,

Li Hongjun, Zhang Qi, Zhang Junhua, Luo Chunzhu, Hu Yanmin,

Hu Tao, Zhao Yang, Zhao Suping, Xu Ling, Guo Qing,

Dong Jingyu, Cai Yue, Cai Min, Zhai Tiemin, Ji Yongcai

编者说明

一、2013 年部分数据为初步统计数，调整数见《中国卫生和计划生育统计年鉴·2014》。

二、全国性统计指标均未包括香港、澳门特别行政区和台湾省数据。

三、本资料数据主要来源于统计年报和专项调查。香港、澳门特别行政区和台湾省数据及附录摘自《中国统计年鉴》和《世界卫生统计》。

四、指标解释

（一）医疗卫生机构包括医院、基层医疗卫生机构、专业公共卫生机构和其他机构。

（二）医院包括综合医院、中医医院、中西医结合医院、民族医院、各类专科医院和护理院，不包括专科疾病防治院、妇幼保健院和疗养院。医院可分为公立医院和民营医院。公立医院指经济类型为国有和集体办的医院。民营医院指公立医院以外的其他医院，包括联营、股份合作、私营、台港澳投资和外国投资等医院。

（三）基层医疗卫生机构包括社区卫生服务中心（站）、乡镇(街道)卫生院、村卫生室、门诊部、诊所（医务室），可分为政府办基层医疗卫生机构和非政府办基层医疗卫生机构。政府办基层医疗卫生机构包括政府举办的社区卫生服务中心（站）、乡镇(街道)卫生院。

（四）专业公共卫生机构包括疾病预防控制中心、专科疾病防治机构、健康教育机构、妇幼保健机构、急救中心(站)、采供血机构、卫生监督机构、计划生育技术服务机构。

（五）东部地区包括北京、天津、河北、辽宁、上海、江苏、浙江、福建、山东、广东、海南 11 个省（市），中部地区包括黑龙江、吉林、山西、安徽、江西、河南、湖北、湖南 8 个省，西部地区包括内蒙古、广西、重庆、四川、贵州、云南、西藏、陕西、甘肃、青海、宁夏、新疆 12 个省(区、市)。

（六）城市包括直辖市和地级市辖区，农村包括县及县级市。

五、“-”表示无数字,“…”表示数字不详,“#”表示其中项。

卫生部统计信息中心

2014 年 5 月

Editor's Note

Ⅰ. Due to time limit, some data for 2013 are preliminary statistics. The adjusted data will be in "China Health and Family Planning Statistical Yearbook 2014".

Ⅱ. National data in this book do not include that of Hong Kong Special Administrative Region, Macao Special Administrative Region, and Taiwan Province.

Ⅲ. Major data are obtained from annual statistical reports and specific surveys. Appendix and data of Hong Kong Special Administrative Region, Macao Special Administrative Region and Taiwan Province are collected from China Statistical Yearbook and World Health Statistics.

Ⅳ. Notes on Main Statistical Indicators

1. Health care institutions include hospitals, grass-roots health care institutions, specialized public health institutions, and other health care institutions.

2. Hospitals include general hospitals, TCM(Traditional Chinese Medicine) hospitals, hospitals of Integrated Chinese and Western Medicine, hospitals of traditional ethnic medicine, various specialized hospitals and nursing homes, do not include specialized disease prevention and treatment institutions, MCH institutions and sanatoriums. Hospitals can be classified into public hospitals and non-public hospitals. Public hospitals refer to state-owned and collective-owned hospitals. Non-public hospitals refer to hospitals domestic-funded by ownerships of joint, cooperative, private, and all other hospitals funded by Hong Kong, Macao, Taiwan, and foreign countries.

3. Grass-roots health care institutions include community health centers (stations), township (sub-district) health centers, village clinics, outpatient departments, and clinics. Government-run grass-roots health care institutions include government-run community health centers (stations), and township

(sub-district) health centers.

4. Specialized public health institutions include CDC, specialized disease prevention and treatment institutions, health education institutions, MCH institutions, emergency centers and first-aid stations, blood gathering and supplying institutions, health inspection institutions, and centers for family planning technical services .

5. Eastern region includes 11 provinces (municipalities): Beijing, Tianjin, Hebei, Liaoning, Shanghai, Jiangsu, Zhejiang, Fujian, Shandong, Guangdong and Hainan; Central region includes 8 provinces: Shanxi, Jilin, Heilongjiang, Anhui, Jiangxi, Henan, Hubei, and Hunan; Western region includes 12 provinces (autonomous regions/municipalities): Inner Mongolia, Guangxi, Chongqing, Sichuan, Guizhou, Yunnan, Tibet, Shaanxi, Gansu, Qinghai, Ningxia and Xinjiang.

6. Urban area refers to municipalities and prefecture level cities; rural area refers to counties and county-level cities.

Ⅴ. Use of Symbols: "-" indicates no figure; "…" indicates data not available; "#" indicates the major items of the total.

Center for Health Statistics and Information, Ministry of Health

May 2014

目　　录
Contents

一、居民健康状况
Health Status of Population

三、医疗服务（医院）

Health Services (Hospitals)

五、中医药服务

Traditional Chinese Medicine Services

六、药品供应保障

Drug Supply and Support

七、基本医疗保障

Basic Medical Security

八、卫生资源

Health Resources

附录 2：主要国家卫生状况

Appendix II: Health Status of Main Countries

附录 3：我国主要人口与社会经济指标

Appendix Ⅲ: Main Indicators of Population, Society and Economy of China

一、居民健康状况

Health Status of Population

人均预期寿命（岁）

Life Expectancy at Birth（Year）

年份 Year	资料来源 Data Source	合计 Total	男 Male	女 Female
2000	全国第五次人口普查 The 5th National Population Census of the P.R.C.	71.4	69.6	73.3
2005	人口变动情况抽样调查 The Sample Survey of Population Changes	73.0	71.0	74.0
2010	全国第六次人口普查 The 6th National Population Census of the P.R.C.	74.8	72.4	77.4

注：人均预期寿命指出生时预期寿命。

人口出生率、死亡率和自然增长率

Birth, Death and Natural Increase Rate

年份 Year	出生率 Birth Rate (‰)	死亡率 Death Rate (‰)	自然增长率 Natural Increase Rate (‰)
2000	14.0	6.45	7.58
2005	12.4	6.51	5.89
2009	12.1	7.08	5.05
2010	11.9	7.11	4.79
2011	11.9	7.14	4.79
2012	12.1	7.15	4.95
2013	12.1	7.16	4.92

资料来源：《中国统计年鉴》。 Source: China Statistical Yearbook.

各地区人均预期寿命、出生率和死亡率

Life Expectancy at Birth, Birth and Death Rate by Region

地区 Region	人均预期寿命(岁) Life Expectancy at Birth (Year)		出生率 Birth Rate (‰)		死亡率 Death Rate (‰)	
	2000	2010	2011	2012	2011	2012
总　计 Total	**71.40**	**74.83**	**11.93**	**12.10**	**7.14**	**7.15**
北　京 Beijing	76.10	80.18	8.29	9.05	4.27	4.31
天　津 Tianjin	74.91	78.89	8.58	8.75	6.08	6.12
河　北 Hebei	72.54	74.97	13.02	12.88	6.52	6.41
山　西 Shanxi	71.65	74.92	10.47	10.70	5.61	5.83
内蒙古 Inner Mongolia	69.87	74.44	8.94	9.17	5.43	5.52
辽　宁 Liaoning	73.34	76.38	5.71	6.15	6.05	6.54
吉　林 Jilin	73.10	76.18	6.53	5.73	5.51	5.37
黑龙江 Heilongjiang	72.37	75.98	6.99	7.30	5.92	6.03
上　海 Shanghai	78.14	80.26	6.97	9.56	5.10	5.36
江　苏 Jiangsu	73.91	76.63	9.59	9.44	6.98	6.99
浙　江 Zhejiang	74.70	77.73	9.47	10.12	5.40	5.52
安　徽 Anhui	71.85	75.08	12.23	13.00	5.91	6.14
福　建 Fujian	72.55	75.76	11.41	12.74	5.20	5.73
江　西 Jiangxi	68.95	74.33	13.48	13.46	5.98	6.14
山　东 Shandong	73.92	76.46	11.50	11.90	6.40	6.95

资料来源：《中国统计年鉴》，系第五、六次人口普查数。

Source: China Statistical Yearbook.

续表 Continued

地区 Region	人均预期寿命(岁) Life Expectancy at Birth (Year)		出生率 Birth Rate (‰)		死亡率 Death Rate (‰)	
	2000	2010	2011	2012	2011	2012
河　南 Henan	71.54	74.57	11.56	11.87	6.62	6.71
湖　北 Hubei	71.08	74.87	10.39	11.00	6.01	6.12
湖　南 Hunan	70.66	74.70	13.35	13.58	6.80	7.01
广　东 Guangdong	73.27	76.49	10.45	11.60	4.35	4.65
广　西 Guangxi	71.29	75.11	13.71	14.20	6.04	6.31
海　南 Hainan	72.92	76.30	14.72	14.66	5.75	5.81
重　庆 Chongqing	71.73	75.70	9.88	10.86	6.71	6.86
四　川 Sichuan	71.20	74.75	9.79	9.89	6.81	6.92
贵　州 Guizhou	65.96	71.10	13.31	13.27	6.93	6.96
云　南 Yunnan	65.49	69.54	12.71	12.63	6.36	6.41
西　藏 Tibet	64.37	68.17	15.39	15.48	5.13	5.21
陕　西 Shaanxi	70.07	74.68	9.75	10.12	6.06	6.24
甘　肃 Gansu	67.47	72.23	12.08	12.11	6.03	6.05
青　海 Qinghai	66.03	69.96	14.43	14.30	6.12	6.06
宁　夏 Ningxia	70.17	73.38	13.65	13.26	4.68	4.33
新　疆 Xinjiang	67.41	72.35	14.99	15.32	4.42	4.48

监测地区孕产妇及5岁以下儿童死亡率

Maternal and Under-five Mortality in Surveillance Region

指标 Indicator	2005	2009	2010	2011	2012	2013
孕产妇死亡率(1/10万) Maternal Mortality Rate (Per 100 000 Live Births)	**47.7**	**31.9**	**30.0**	**26.1**	**24.5**	**23.2**
城市 Urban	25.0	26.6	29.7	25.2	22.2	22.4
农村 Rural	53.8	34.0	30.1	26.5	25.6	23.6
5岁以下儿童死亡率(‰) Under 5 Mortality Rate (Per 1000 Live Births)	**22.5**	**17.2**	**16.4**	**15.6**	**13.2**	**12.0**
城市 Urban	10.7	7.6	7.3	7.1	5.9	6.0
农村 Rural	25.7	21.1	20.1	19.1	16.2	14.5
婴儿死亡率(‰) Infant Mortality Rate (Per 1000 Live Births)	**19.0**	**13.8**	**13.1**	**12.1**	**10.3**	**9.5**
城市 Urban	9.1	6.2	5.8	5.8	5.2	5.2
农村 Rural	21.6	17.0	16.1	14.7	12.4	11.3
新生儿死亡率(‰) Neonatal Mortality Rate (Per 1000 Live Births)	**13.2**	**9.0**	**8.3**	**7.8**	**6.9**	**6.3**
城市 Urban	7.5	4.5	4.1	4.0	3.9	3.7
农村 Rural	14.7	10.8	10.0	9.4	8.1	7.3

补充资料：新中国成立以前孕产妇死亡率为150/万。

Note: Maternal mortality rate prior to 1949 was 150 per 10000 live births.

28种传染病报告发病及死亡数（2013年）

Number of Reported Cases and Deaths of 28 Infectious Diseases (2013)

疾病名称 Diseases	发病例数 Number of Cases	死亡人数 Number of Deaths
总计 Total	**3057463**	**16301**
鼠疫 The Plague	–	–
霍乱 Cholera	53	1
传染性非典型肺炎 SARS	–	–
艾滋病 AIDS	42286	11437
病毒性肝炎 Viral Hepatitis	1251872	739
脊髓灰质炎 Poliomyelitis	–	–
人感染高致病性禽流感 HpAI	2	2
麻疹 Measles	27646	24
流行性出血热 Hemorrhage Fever	12810	109
狂犬病 Hydrophobia	1172	1128
流行性乙型脑炎 Encephalitis B	2178	64
登革热 Dengue Fever	4663	–
炭疽 Anthrax	193	1
细菌性和阿米巴性痢疾 Dysentery	188669	13
肺结核 Pulmonary Tuberculosis	904434	2576
伤寒和副伤寒 Typhoid and Paratyphoid Fever	14136	3
流行性脑脊髓膜炎 Epidemic Encephalitis	213	21
百日咳 Pertussis	1712	–
白喉 Diphtheria	–	–
新生儿破伤风 Neonatal Tetanus	492	45
猩红热 Scarlet Fever	34207	2
布鲁氏菌病 Brucellosis	43486	–
淋病 Gonorrhea	99659	1
梅毒 Syphilis	406772	69
钩端螺旋体病 Leptospirosis	353	5
血吸虫病 Schistosomiasis	5699	1
疟疾 Malaria	3896	20
人感染H7N9禽流感 Avian influenza A(H7N9)	19	1

注：自2013年11月1日起，人感染H7N9禽流感纳入法定乙类传染病进行管理，甲型H1N1流感从乙类调整至丙类，并归并至流行性感冒进行统计。2013年甲乙类传染病合计中包括2013年1~10月甲型H1N1流感报告发病数和死亡数。后表同。

28种传染病报告发病率及死亡率（2013年）

Reported Morbidity and Mortality Rates of 28 Infectious Diseases (2013)

疾病名称 Diseases	发病率 Morbidity Rate (1/100000)	死亡率 Mortality Rate (1/100000)
总计 Total	**225.80**	**1.204**
鼠疫 The Plague	–	–
霍乱 Cholera	0.00	0.000
传染性非典型肺炎 SARS	–	–
艾滋病 AIDS	3.12	0.845
病毒性肝炎 Viral Hepatitis	92.45	0.055
脊髓灰质炎 Poliomyelitis	–	–
人感染高致病性禽流感 HpAI	0.00	0.000
麻疹 Measles	2.04	0.002
流行性出血热 Hemorrhage Fever	0.95	0.008
狂犬病 Hydrophobia	0.09	0.083
流行性乙型脑炎 Encephalitis B	0.16	0.005
登革热 Dengue Fever	0.34	–
炭疽 Anthrax	0.01	0.000
细菌性和阿米巴性痢疾 Dysentery	13.93	0.001
肺结核 Pulmonary Tuberculosis	66.80	0.190
伤寒和副伤寒 Typhoid and Paratyphoid Fever	1.04	0.000
流行性脑脊髓膜炎 Epidemic Encephalitis	0.02	0.002
百日咳 Pertussis	0.13	–
白喉 Diphtheria	–	–
新生儿破伤风 Neonatal Tetanus	0.03	0.003
猩红热 Scarlet Fever	2.53	0.000
布鲁氏菌病 Brucellosis	3.21	–
淋病 Gonorrhea	7.36	0.000
梅毒 Syphilis	30.04	0.005
钩端螺旋体病 Leptospirosis	0.03	0.000
血吸虫病 Schistosomiasis	0.42	0.000
疟疾 Malaria	0.29	0.002
人感染H7N9禽流感 Avian influenza A(H7N9)	0.00	0.000

注：新生儿破伤风发病率和死亡率单位为‰。 Note: Figures of morbidity and mortality rates of neonatal tetanus are culculated per 1000 population aged 1 year.

7岁以下儿童身体发育情况（城市）

Physical Development of Children Under-seven (Urban)

年龄 Age	男 Male				女 Female			
	体重(公斤) Weight(kg)		身高(厘米) Height(cm)		体重(公斤) Weight(kg)		身高(厘米) Height(cm)	
	平均值 Mean	标准差 SD	平均值 Mean	标准差 SD	平均值 Mean	标准差 SD	平均值 Mean	标准差 SD
0～3天 <3 Days	3.33	0.39	50.4	1.7	3.24	0.39	49.7	1.7
1月(M)	5.11	0.65	56.8	2.4	4.73	0.58	55.6	2.2
2月(M)	6.27	0.73	60.5	2.3	5.75	0.68	59.1	2.3
3月(M)	7.17	0.78	63.3	2.2	6.56	0.73	62.0	2.1
4月(M)	7.76	0.86	65.7	2.3	7.16	0.78	64.2	2.2
5月(M)	8.32	0.95	67.8	2.4	7.65	0.84	66.1	2.3
6月(M)	8.75	1.03	69.8	2.6	8.13	0.93	68.1	2.4
8月(M)	9.35	1.04	72.6	2.6	8.74	0.99	71.1	2.6
10月(M)	9.92	1.09	75.5	2.6	9.28	1.01	73.8	2.7
12月(M)	10.49	1.15	78.3	2.9	9.80	1.05	76.8	2.8
15月(M)	11.04	1.23	81.4	3.1	10.43	1.14	80.2	3.0
18月(M)	11.65	1.31	84.0	3.2	11.01	1.18	82.9	3.1
21月(M)	12.39	1.39	87.3	3.4	11.77	1.30	86.0	3.3
2岁(Y)	13.19	1.48	91.2	3.8	12.60	1.48	89.9	3.8
2.5岁(Y)	14.28	1.64	95.4	3.9	13.73	1.63	94.3	3.8
3岁(Y)	15.31	1.75	98.9	3.8	14.80	1.69	97.6	3.8
3.5岁(Y)	16.33	1.97	102.4	4.0	15.83	1.86	101.3	3.8
4岁(Y)	17.37	2.03	106.0	4.1	16.84	2.02	104.9	4.1
4.5岁(Y)	18.55	2.27	109.5	4.4	18.01	2.22	108.7	4.3
5岁(Y)	19.90	2.61	113.1	4.4	18.93	2.45	111.7	4.4
5.5岁(Y)	21.16	2.82	116.4	4.5	20.27	2.73	115.4	4.5
6～7岁(Y)	22.51	3.21	120.0	4.8	21.55	2.94	118.9	4.6

资料来源：《2005年中国9市7岁以下儿童体格发育调查研究资料》。Source: Survey on Physical Development of Children Under-seven in 9 Cities in China in 2005.

7岁以下儿童身体发育情况（农村）

Physical Development of Children Under-seven (Rural)

年龄 Age	男 Male				女 Female			
	体重(公斤) Weight(kg)		身高(厘米) Height(cm)		体重(公斤) Weight(kg)		身高(厘米) Height(cm)	
	平均值 Mean	标准差 SD	平均值 Mean	标准差 SD	平均值 Mean	标准差 SD	平均值 Mean	标准差 SD
0～3天 <3 Days	3.32	0.40	50.4	1.7	3.19	0.39	49.8	1.7
1月(M)	5.12	0.73	56.6	2.5	4.79	0.61	55.6	2.2
2月(M)	6.29	0.75	60.5	2.4	5.75	0.72	59.0	2.4
3月(M)	7.08	0.82	63.0	2.3	6.51	0.76	61.7	2.2
4月(M)	7.63	0.89	65.0	2.2	7.08	0.83	63.6	2.3
5月(M)	8.15	0.93	67.0	2.2	7.54	0.91	65.5	2.4
6月(M)	8.57	1.01	69.2	2.5	7.98	0.94	67.6	2.5
8月(M)	9.18	1.07	72.1	2.6	8.54	1.05	70.5	2.7
10月(M)	9.65	1.10	74.7	2.8	9.00	1.04	73.2	2.7
12月(M)	10.11	1.15	77.5	2.8	9.44	1.12	75.8	2.8
15月(M)	10.59	1.20	80.2	3.1	9.97	1.13	78.9	3.1
18月(M)	11.21	1.25	82.8	3.2	10.63	1.20	81.7	3.3
21月(M)	11.82	1.36	85.8	3.4	11.21	1.27	84.4	3.3
2岁(Y)	12.65	1.43	89.5	3.8	12.04	1.38	88.2	3.7
2.5岁(Y)	13.81	1.60	93.7	3.8	13.18	1.52	92.4	3.7
3岁(Y)	14.65	1.65	97.2	3.9	14.22	1.66	96.2	3.9
3.5岁(Y)	15.51	1.77	100.5	4.0	15.09	1.82	99.5	4.2
4岁(Y)	16.49	1.95	103.9	4.4	15.99	1.89	103.1	4.1
4.5岁(Y)	17.47	2.18	107.4	4.3	16.84	2.07	106.2	4.5
5岁(Y)	18.46	2.32	110.7	4.5	17.85	2.35	109.7	4.6
5.5岁(Y)	19.58	2.72	113.6	4.7	18.83	2.49	112.7	4.7
6～7岁(Y)	20.79	2.89	117.4	5.0	20.11	2.87	116.5	5.0

资料来源：《2005年中国9市7岁以下儿童体格发育调查研究资料》。Source: Survey on Physical Development of Children Under-seven in 9 Cities in China in 2005.

青少年、儿童身体发育情况（城市）

Physical Development of Children and Adolescents (Urban)

年龄(岁) Age (Year)	男性 Male				女性 Female			
	平均体重 Mean of Weight (kg)		平均身高 Mean of Height (cm)		平均体重 Mean of Weight (kg)		平均身高 Mean of Height (cm)	
	1992	2002	1992	2002	1992	2002	1992	2002
7	23.1	24.8	120.8	124.0	22.0	23.2	118.7	122.6
8	26.0	27.2	125.7	129.0	24.9	26.0	124.9	128.3
9	29.3	30.4	130.7	134.4	28.3	28.6	130.7	133.5
10	31.5	33.8	136.5	139.6	31.0	32.8	135.7	139.9
11	34.8	37.4	141.3	144.9	34.2	36.7	141.9	145.8
12	38.0	40.5	146.1	149.5	40.5	40.5	147.9	150.5
13	44.1	44.9	154.3	156.6	43.2	44.5	152.0	154.5
14	49.3	49.4	158.7	162.0	46.4	47.2	154.9	157.2
15	52.8	55.2	164.1	167.6	48.3	50.8	156.5	158.3
16	54.8	57.2	166.6	168.4	49.8	52.2	156.7	158.8
17	56.1	58.7	167.6	170.2	50.1	51.9	157.2	158.6
18	57.1	60.9	168.2	170.8	50.0	51.9	157.6	158.8
19	57.7	61.2	168.7	170.4	51.3	51.8	157.6	159.6

资料来源：1992、2002年全国营养抽样调查。

Source: National Nutrition Sampling Survey in 1992 and 2002.

青少年、儿童身体发育情况（农村）

Physical Development of Children and Adolescents (Rural)

年龄(岁) Age (Year)	男性 Male				女性 Female			
	平均体重 Mean of Weight (kg)		平均身高 Mean of Height (cm)		平均体重 Mean of Weight (kg)		平均身高 Mean of Height (cm)	
	1992	2002	1992	2002	1992	2002	1992	2002
7	21.1	21.7	116.1	119.6	20.2	20.6	114.7	118.2
8	23.1	23.9	121.3	124.6	22.3	22.9	120.1	123.8
9	25.3	26.1	126.0	129.1	24.6	25.4	125.5	128.8
10	27.6	28.6	130.9	134.2	27.1	28.2	130.3	134.3
11	30.1	31.9	135.1	139.2	30.0	31.8	135.5	140.0
12	33.2	35.4	140.4	144.5	34.1	35.8	141.3	145.4
13	38.7	39.3	147.6	149.9	39.1	40.5	146.7	150.1
14	42.4	45.1	152.9	157.2	43.2	44.1	150.6	153.2
15	47.5	48.6	158.1	161.4	45.2	46.7	151.9	154.8
16	51.3	53.0	161.4	165.2	48.6	49.2	154.4	156.0
17	52.9	54.9	163.4	166.3	49.3	51.2	154.5	157.0
18	54.7	56.8	163.8	167.2	50.8	51.7	154.9	157.5
19	56.2	58.8	165.0	168.3	51.4	52.3	155.1	157.0

资料来源：1992、2002年全国营养抽样调查。

Source: National Nutrition Sampling Survey in 1992 and 2002.

居民人均每日营养摄入量

Daily Nutrient Intake per Capita

指标 Indicator	1982	1992	2002
热量(千卡) Energy (kcal)	2485	2328	2250
蛋白质(克) Protein (g)	67	68	66

资料来源：1982、1992、2002年全国营养抽样调查。

Source: National Nutrition Sampling Survey in 1982,1992 and 2002.

居民人均每日营养摄入量（2002年）

Daily Nutrient Intake per Capita (2002)

项目 Item	全国 Total	城市 Urban	农村 Rural
蛋白质(克) Protein(g)	65.9	69.0	64.6
脂肪(克) Fat(g)	76.2	85.5	72.7
热量(千卡) Energy (kcal)	2250.0	2134.0	2295.5
粗纤维(克) Crude Fiber(g)	12.0	11.1	12.4
钙(毫克) Calcium (mg)	388.8	438.6	369.6
磷(毫克) Phosphorus (mg)	978.8	973.2	981.0
铁(毫克) Iron (mg)	23.2	23.7	23.1
视黄醇当量(微克) Retinol Equivalent (μg)	469.2	547.2	439.1
维生素C(毫克) Vitamin C (mg)	88.4	82.2	90.8

资料来源：2002年中国居民营养与健康状况调查。

Source: National Nutrition Sampling Survey in 2002.

二、公共卫生服务

Public Health Services

孕产妇保健情况

Statistics of Maternal Health Care

年份 Year	住院分娩率 Institutional Delivery Rate (%)			产前检查率 Prenatal Examination Rate (%)	产后访视率 Postnatal Visit Rate (%)
	总计 Total	市 City	县 County		
2005	85.9	93.2	81.0	89.8	86.0
2009	96.3	98.5	94.7	92.2	88.7
2010	97.8	99.2	96.7	94.1	90.8
2011	98.7	99.6	98.1	93.7	91.0
2012	99.2	99.7	98.8	95.0	92.6
2013	99.5	99.9	99.2	95.6	93.5

3岁以下儿童和孕产妇系统管理率

Systematic Management Rate of Maternal and Children Under-three

年份 Year	3岁以下儿童系统管理率 Systematic Management Rate of Children Unde-three (%)	孕产妇系统管理率 Maternal Systematic Management Rate (%)
2005	73.9	76.7
2009	77.2	80.9
2010	81.5	84.0
2011	84.6	85.2
2012	87.0	87.6
2013	90.7	89.5

各地区已婚育龄妇女避孕率（%）

Contraceptive Prevalence Rate of Married Women at Childbearing Age by Region (%)

地　区	Region	2009	2010	2011	2012	2013
总　计	**Total**	**89.0**	**89.1**	**88.6**	**87.9**	**87.3**
北　京	Beijing	85.6	84.6	83.6	82.7	79.0
天　津	Tianjin	90.5	90.7	91.0	91.2	91.3
河　北	Hebei	89.1	90.8	91.2	90.9	90.9
山　西	Shanxi	89.9	90.1	91.3	91.4	92.8
内蒙古	Inner Mongolia	91.4	91.5	90.7	90.6	90.1
辽　宁	Liaoning	88.5	88.2	88.2	85.9	87.1
吉　林	Jilin	90.3	89.9	89.6	89.8	89.8
黑龙江	Heilongjiang	92.1	92.6	92.1	91.7	91.3
上　海	Shanghai	82.3	82.8	80.5	81.6	83.1
江　苏	Jiangsu	90.6	90.0	89.4	88.2	88.2
浙　江	Zhejiang	89.2	88.6	88.0	87.4	87.1
安　徽	Anhui	91.0	90.4	89.8	89.3	88.6
福　建	Fujian	82.0	81.6	82.8	82.3	81.4
江　西	Jiangxi	93.9	93.9	94.6	94.6	90.4
山　东	Shandong	89.9	89.6	87.9	90.3	88.7

续表 Continued

地区	Region	2009	2010	2011	2012	2013
河　南	Henan	89.5	89.6	89.8	90.0	89.8
湖　北	Hubei	87.6	86.1	86.9	85.3	82.6
湖　南	Hunan	91.5	92.2	86.1	87.8	88.4
广　东	Guangdong	86.7	89.9	87.2	80.9	80.4
广　西	Guangxi	86.7	87.1	87.2	87.6	87.1
海　南	Hainan	80.9	79.2	81.6	81.0	80.8
重　庆	Chongqing	90.9	90.8	89.4	79.7	80.3
四　川	Sichuan	89.1	88.3	90.6	89.3	88.2
贵　州	Guizhou	89.6	88.2	88.1	89.0	89.0
云　南	Yunnan	87.9	86.2	87.9	87.2	86.4
西　藏	Tibet	79.3	78.0	75.3	81.3	75.2
陕　西	Shaanxi	91.1	91.3	91.4	91.7	91.3
甘　肃	Gansu	88.0	87.9	88.1	85.0	88.3
青　海	Qinghai	86.0	84.9	85.1	85.9	86.3
宁　夏	Ningxia	90.7	90.5	91.5	93.2	91.7
新　疆	Xinjiang	79.1	82.7	83.2	82.0	81.5

血吸虫病防治情况（2013年）

Statistics of Schistosomiasis Control (2013)

地区 Region	流行县(市、区)个数 Epidemic Areas	流行村人口数 Population in Epidemic Villages (10000)	年底病人数 Patients at the End of Year (10000)	年内治疗病人次数 Treated Patients	累计达到传播阻断标准县(市、区) Cumulative Areas Reaching Criteria of Elimination	年内扩大化疗人次数 Expasion Chemo-therapy
总计 Total	**454**	**6905**	**18.5**	**338360**	**296**	**2719907**
上海 Shanghai	8	263	0.0	1	8	6
江苏 Jiangsu	68	1355	0.3	899	53	4688
浙江 Zhejiang	55	944	0.1	1175	55	899
安徽 Anhui	51	697	2.0	67405	17	166164
福建 Fujian	16	87	–	–	16	–
江西 Jiangxi	39	496	6.4	78480	24	280094
湖北 Hubei	63	1000	5.3	120855	22	740066
湖南 Hunan	41	644	4.2	68595	10	570720
广东 Guangdong	13	36	–	–	13	96
广西 Guangxi	19	91	–	–	19	–
四川 Sichuan	63	1103	0.2	778	48	653052
云南 Yunnan	18	190	0.1	172	11	304122

注：年底病人数系推算数。

Note: Figures of patients at the end of year are estimates .

地方性氟中毒防治情况（2013年）

Statistics of Endemic Fluorosis Control (2013)

项目 Item	病区县个数 Endemic Counties	病区村人口数 Population in Endemic Villages (10000)	氟斑牙人数 Cases of Dental Flurosis (10000)	氟骨症人数 Cases of Skeletal Flurosis (10000)	控制县个数 Counties Under Control	累计防治受益人口 Cumulative Beneficaries (10000)
饮水型 Water Type	1137	8599.6	1961.6	132.2	217	5920.5
煤烟污染型 Burning Coal Pollution-Type	173	3328.6	1455.8	187.7	30	3264.7

克山病、大骨节病、碘缺乏病防治情况（2013年）

Statistics of Keshan Disease, Kashin-Beck Disease, Iodine Deficiency Disorder Control (2013)

疾病名称 Diseases	病区县数 Endemic Counties	病区人口数 Population in Endemic Areas (10000)	现症病人 Current Patients (10000)	累计控制(消除)县数 Cumulative Counties Under Control
克山病 Keshan Disease	326	6089.8	3.9	257
大骨节病 Kashin-Beck Disease	378	3799.5	62.5	249
碘缺乏病 Iodine Deficiency Disorders	2801	130332.7	31.2	2706

注：①克山病现症病人数为潜在型、慢型、亚急型及急型克山病现患病人之和；②碘缺乏病病区县数和人口数系开展碘缺乏病防治工作的县数及人口数，并非碘缺乏病历史病区县数及人口数；③碘缺乏病现症病人数为Ⅱ度甲状腺肿患者和克汀病人之和。

农村改水工作情况

Improvement of Drinking Water Supply in Rural Areas

Indicator	2009	2010	2011	2012	2013
已改水受益人口数(万人) Total Beneficiaries(10000)	**90251**	**90833**	**89972**	**91208**	**89938**
占农村人口% As % of Rural Population	94.3	94.9	94.2	95.3	95.6
自来水厂(站)数(个) Water Supply Stations	681688	62158	591206	559645	743988
受益人口(万人) Beneficiaries(10000)	65405	68159	68833	71417	71866
占受益总人口% As % of Total Beneficiaries	72.5	75.0	76.5	78.3	79.9
手压机井数(万台) Wells with Hand-pump(10000)	6075	6007	3928	8609	8148
受益人口(万人) Beneficiaries(10000)	16470	15173	13738	12883	11597
占受益总人口% As % of Total Beneficiaries	18.2	16.7	15.3	14.1	12.9
其他改水受益人口(万人) Other Beneficiaries(10000)	8376	7501	7401	6908	6475
占受益总人口% As % of Total Beneficiaries	9.3	8.3	8.2	7.6	7.2

注：表中数字系累计数。Note: figure in this table are cumulative.

农村改厕工作情况

Improvement of Sanitary Toilets in Rural Areas

	2009	2010	2011	2012	2013
累计卫生厕所户数(万户) Cumulative Number of Sanitary Toilets(10000)	16055.7	17138.3	18108.5	18627.5	19400.6
#当年新增(万户) Number of New Toilets(10000)	791.9	1060.4	1028.9	737.4	648.3
卫生厕所普及率(%) Coverage of Sanitary Toilets	63.2	67.4	69.2	71.7	74.1
无害化卫生厕所普及率(%) Coverage of Harmless Disposal Toilets	40.5	45.0	47.3	49.7	52.4

各地区农村改水情况

Improvement of Drinking Water Supply in Rural Areas by Region

地区 Region	改水受益人口占农村人口比例 Proportion of Rural Population Benefited (%)		饮用自来水人口占农村人口比例 Proportion of Rural Population Consuming Tapwater (%)	
	2012	2013	2012	2013
总　计 Total	**95.3**	**95.6**	**74.6**	**76.4**
北　京 Beijing	100.0	100.0	99.6	99.6
天　津 Tianjin	100.0	100.0	97.8	98.9
河　北 Hebei	97.7	98.6	85.8	87.3
山　西 Shanxi	91.4	90.0	79.7	79.9
内蒙古 Inner Mongolia	98.9	94.6	65.3	61.2
辽　宁 Liaoning	97.0	97.3	73.3	74.1
吉　林 Jilin	100.0	100.0	81.8	85.4
黑龙江 Heilongjiang	99.6	99.6	67.6	68.8
上　海 Shanghai	100.0	100.0	100.0	100.0
江　苏 Jiangsu	98.7	98.5	98.7	98.5
浙　江 Zhejiang	97.6	98.7	93.9	95.7
安　徽 Anhui	96.5	97.0	54.6	58.6
福　建 Fujian	97.7	98.9	89.6	91.9
江　西 Jiangxi	100.0	99.5	66.5	68.8
山　东 Shandong	99.6	99.8	92.2	93.6

续表 Continued

地区 Region	改水受益人口占农村人口比例 Proportion of Rural Population Benefited (%)		饮用自来水人口占农村人口比例 Proportion of Rural Population Consuming Tapwater (%)	
	2012	2013	2012	2013
河 南 Henan	95.2	92.8	62.2	61.7
湖 北 Hubei	99.4	99.5	73.3	75.3
湖 南 Hunan	91.4	90.1	69.3	70.2
广 东 Guangdong	98.8	99.0	86.7	88.4
广 西 Guangxi	79.9	85.1	61.0	68.3
海 南 Hainan	97.0	96.4	79.1	81.5
重 庆 Chongqing	98.9	98.9	90.5	91.0
四 川 Sichuan	93.6	94.4	59.3	63.0
贵 州 Guizhou	80.3	87.7	65.7	73.3
云 南 Yunnan	91.6	93.5	67.9	70.0
陕 西 Shaanxi	96.3	91.2	54.4	40.2
甘 肃 Gansu	94.2	97.1	63.2	66.2
青 海 Qinghai	87.7	88.1	79.9	78.7
宁 夏 Ningxia	95.5	95.7	79.8	84.3
新 疆 Xinjiang	93.0	92.1	92.8	91.9

注：缺西藏数字。Note: figure for Tibet are not available.

各地区农村改厕工作情况

Improvement of Sanitary Toilets in Rural Areas by Region

地区 Region	卫生厕所普及率 Coverage of Sanitary Toilets (%)		无害化厕所普及率 Coverage of Disposal Toilets (%)	
	2012	2013	2012	2013
总　计 Total	**71.7**	**74.1**	**49.7**	**52.4**
北　京 Beijing	97.0	97.0	96.6	96.6
天　津 Tianjin	93.3	93.4	93.3	93.4
河　北 Hebei	55.8	56.7	29.5	30.9
山　西 Shanxi	52.2	53.2	27.3	28.1
内蒙古 Inner Mongolia	46.0	50.0	21.1	23.9
辽　宁 Liaoning	64.2	66.9	29.6	32.0
吉　林 Jilin	75.5	76.1	15.0	15.7
黑龙江 Heilongjiang	70.7	72.7	13.3	14.7
上　海 Shanghai	98.0	98.8	96.6	98.7
江　苏 Jiangsu	90.9	93.1	73.9	79.2
浙　江 Zhejiang	91.5	93.2	81.1	83.4
安　徽 Anhui	59.2	62.6	32.3	34.0
福　建 Fujian	88.5	90.7	86.9	88.9
江　西 Jiangxi	84.4	86.9	58.9	62.1
山　东 Shandong	88.3	90.1	50.8	54.1

续表 Continued

地区 Region	卫生厕所普及率 Coverage of Sanitary Toilets (%)		无害化厕所普及率 Coverage of Disposal Toilets (%)	
	2012	2013	2012	2013
河 南 Henan	72.9	74.4	49.9	54.1
湖 北 Hubei	76.7	82.4	52.2	53.4
湖 南 Hunan	64.8	65.7	37.8	39.3
广 东 Guangdong	88.6	90.0	81.1	83.2
广 西 Guangxi	72.8	78.4	66.5	71.4
海 南 Hainan	70.0	78.8	67.5	77.6
重 庆 Chongqing	60.8	63.0	60.8	63.0
四 川 Sichuan	67.4	71.0	51.2	54.2
贵 州 Guizhou	43.9	47.7	28.1	30.3
云 南 Yunnan	58.7	60.8	31.4	33.9
陕 西 Shaanxi	51.5	50.8	41.9	42.9
甘 肃 Gansu	66.5	66.9	28.2	28.5
青 海 Qinghai	62.6	64.9	11.4	8.9
宁 夏 Ningxia	59.2	61.7	47.0	50.7
新 疆 Xinjiang	64.3	70.1	39.3	45.4

注：缺西藏数字。Note: Figure for Tibet are not available.

各类场所食源性疾病暴发报告情况

Statistics of Foodborne Disease Outbreaks at Various Places

发生场所 Venue	事件数(个) Number of Cases		患者数(个) Number of Patients	
	2012	2013	2012	2013
合计 Total	**917**	**1001**	**13679**	**14413**
餐饮服务单位 Catering service unit	411	505	9073	9750
单位食堂 Work unit canteen	93	173	1387	2632
学校食堂 School canteen	91	67	3785	2844
宾馆饭店 Hotels	166	200	2974	3423
街头摊点 Street vendor	28	38	325	544
快餐店 Fast food restaurant	18	22	263	175
送餐 Delivery meal	15	5	339	132
家庭 Family	383	415	3167	3483
其他 Others	123	81	1439	1180

注：其他是指除集体食堂、宾馆饭店、家庭、街头摊点、快餐店和送餐之外的其他饮食场所。

Note: Eating places that not listed in this table are sorted into "others" .

食品安全国家标准制定公布情况

The Release of National Food Safety Standards

年份	2010	2011	2012	2013
总计 Total	**163**	**20**	**116**	**80**
食品安全基础标准 Horizontal Food Safety Standards	–	4	3	2
食品产品标准 Food Product Standards	12	3	2	–
特殊医学用途配方食品标 Foods for Special Dietary Uses	5	–	–	1
食品检验方法标准 Food Analysis Method Standards	49	–	6	9
食品生产经营规范标准 Food Production and Operation Standards	2	–	–	2
食品添加剂标准 Food Additives Standards	95	12	101	66
食品相关产品标准 Food Related Products Standards	–	1	4	–

被监督单位基本情况（2013年）

Statistics of Inspected Field (2013)

项目 Item	单位数 (个) Number of Cases	有效卫生许可 (资质)证份数 Number of Valid Health Licenses	从业人员数 (人) Number of Staffs	其中:持健康证 (资质)人数 Staffs with Health Certificates
公共场所卫生 Public Place Hygiene	1320667	1320667	7575596	7413329
饮用水卫生 Drinking Water Hygiene	59347	45364	328203	271618
放射卫生 Radiation Health	41678	41678	193002	172305
涉水产品 Water Related Products	3772	–	91697	–
消毒产品 Disinfection Products	3832	3832	68004	61887

卫生监督和监测情况（2013年）

Statistics of Health Supervision and Surveillance (2013)

项目 Item	监督户次数 Household-times Supervised	合格率 Qualified Rate (%)	监测件数 Supervised Cases	合格率 Qualified Rate (%)
公共场所卫生 Public Place Hygiene	226184	99.30	728167	96.84
饮用水卫生 Drinking Water Hygiene	128895	99.50	57476	92.74
消毒产品 Disinfection Products	23151	96.30	14506	95.24
涉水产品 Water Related Products	4574	99.85	182	98.90

建设项目卫生审查情况（2013年）

Statistics of Hygiene Examinations of Construction Projects (2013)

项目 Item	建设项目数(个) Number of Constrcution Projects	选址和设计卫生审查 Examinations of Project Siting and Design		竣工验收卫生审查 Examinations of Acceptance Check	
		通过 Pass	未通过 Fail	通过 Pass	未通过 Fail
总计 Total	**34212**	**31246**	**29**	**22893**	**74**
公共场所卫生 Public Place Hygiene	27823	26706	6	20041	8
饮用水卫生 Drinking Water Hygiene	977	741	1	647	–
放射卫生 Radiation Health	907	623	–	652	–
其他 Others	4505	3176	22	1553	66

卫生行政处罚情况（2013年）

Statistics of Administrative Punishments (2013)

项目 Item	案件数(件) Number of Cases	处罚决定(件) Punishments				行政措施(起) Administrative Measures	
		警告 Warning	罚款 Fine	责令停产停业 Ordering to Suspend Production &Operation	吊销卫生许可证 Revoking Hygiene Licenses	责令改正 Rectification	取缔 Ban
公共场所卫生 Public Place Hygiene	22460	16525	18789	92	5	7733	–
饮用水卫生 Drinking Water Hygiene	1462	–	1044	–	–	458	–
学校卫生 School Hygiene	247	188	–	–	–	48	–
职业卫生 Occupational Health	4	5	3	1	–	–	–
放射卫生 Radiation Health	1479	1190	871	–	–	499	–
传染病防治 Prevention & Control of Infectious Diseases	9917	4624	8269	4	–	2656	–
医疗卫生 Medical Services	19733	8727	16500	583	49	6642	143
无证行医 Uncertified or Unlicensed Practitioners	12494	–	11359	–	–	–	4281
采供血卫生 Blood Gathering and Supply	22	20	17	–	–	9	1

三、医疗服务（医院）
Health Services (Hospitals)

医疗卫生机构诊疗人次及入院人数

Number of Visits and Inpatients in Health Care Institutions

年份 Year	诊疗人次(亿人次) Visits (100 Million)	医院 Hospitals	基层医疗卫生机构 Grass-roots Health Care Institutions	入院人数(万人) Inpatients (10000)	医院 Hospitals	基层医疗卫生机构 Grass-roots Health Care Institutions
2005	40.97	13.87	25.94	7184	5108	1675
2009	54.88	19.22	33.92	13256	8488	4111
2010	58.38	20.40	36.12	14174	9524	3950
2011	62.71	22.59	38.06	15298	10755	3775
2012	68.88	25.42	41.09	17857	12727	4254
2013	73.14	27.42	43.24	19215	14007	4300

各类医疗卫生机构诊疗人次及入院人数（2013年）

Number of Visits and Inpatients in Health Care Institutions (2013)

机构名称 Institution	诊疗人次数 Visits 亿人次 (100 Millions)	构成 (%)	入院人数 Inpatients 万人 (10000)	构成 (%)
总计 Total	**73.14**	**100.0**	**19215**	**100.0**
医院 Hospitals	27.42	37.5	14007	72.9
基层医疗卫生机构 Grass-roots Health Care Institutions	43.24	59.1	4300	22.4
其他机构 Others	2.48	3.4	907	4.7

各地区医疗卫生机构诊疗人次（2013年）

Number of Visits in Health Care Institutions by Region (2013)

地 区	Region	诊疗人次 Visits (10000)	地 区	Region	诊疗人次 Visits (10000)
总 计	**Total**	**731401.0**	江 西	Jiangxi	19852.7
东 部	Eastern	371150.5	山 东	Shandong	62207.9
中 部	Central	188469.9	河 南	Henan	51860.4
西 部	Western	171780.6	湖 北	Hubei	32059.7
			湖 南	Hunan	24437.6
北 京	Beijing	20466.4	广 东	Guangdong	75779.4
天 津	Tianjin	10532.7	广 西	Guangxi	24969.9
河 北	Hebei	39309.4	海 南	Hainan	4247.9
山 西	Shanxi	12486.4	重 庆	Chongqing	13910.0
内蒙古	Inner Mongolia	9882.8	四 川	Sichuan	43548.6
辽 宁	Liaoning	17838.1	贵 州	Guizhou	12662.4
吉 林	Jilin	10204.6	云 南	Yunnan	21119.8
黑龙江	Heilongjiang	12094.1	西 藏	Tibet	1178.4
上 海	Shanghai	23406.6	陕 西	Shaanxi	17191.7
江 苏	Jiangsu	49440.1	甘 肃	Gansu	12393.0
浙 江	Zhejiang	47526.3	青 海	Qinghai	2203.5
安 徽	Anhui	25474.3	宁 夏	Ningxia	3338.5
福 建	Fujian	20395.6	新 疆	Xinjiang	9382.0

各地区医疗卫生机构入院人数（2013年）

Number of Inpatients in Health Care Institutions by Region (2013)

地 区 Region		入院人数 Inpatients (10000)	地 区 Region		入院人数 Inpatients (10000)
总 计	**Total**	**19215.5**	江 西	Jiangxi	688.7
东 部	Eastern	7265.1	山 东	Shandong	1414.8
中 部	Central	6037.7	河 南	Henan	1327.4
西 部	Western	5912.7	湖 北	Hubei	952.4
			湖 南	Hunan	1160.7
北 京	Beijing	246.3	广 东	Guangdong	1297.6
天 津	Tianjin	135.9	广 西	Guangxi	818.8
河 北	Hebei	922.5	海 南	Hainan	91.0
山 西	Shanxi	367.0	重 庆	Chongqing	507.2
内蒙古	Inner Mongolia	283.6	四 川	Sichuan	1451.8
辽 宁	Liaoning	595.1	贵 州	Guizhou	653.5
吉 林	Jilin	307.7	云 南	Yunnan	675.0
黑龙江	Helongjiang	471.2	西 藏	Tibet	19.5
上 海	Shanghai	291.0	陕 西	Shaanxi	547.4
江 苏	Jiangsu	1053.7	甘 肃	Gansu	318.8
浙 江	Zhejiang	689.5	青 海	Qinghai	82.3
安 徽	Anhui	762.6	宁 夏	Ningxia	90.7
福 建	Fujian	527.7	新 疆	Xinjiang	464.0

各类医院诊疗人次数（亿人次）

Number of Visits in Hospitals (100 Millions)

医院名称 Hospital	2005	2009	2010	2011	2012	2013
总计 Total	**13.87**	**19.22**	**20.40**	**22.59**	**25.42**	**27.42**
按经济类型分 By Ownership						
公立医院 Public Hospitals	13.20	17.69	18.74	20.53	22.89	24.55
民营医院 Non-public Hospitals	0.67	1.53	1.66	2.06	2.53	2.87
按医院等级分 By Level						
#三级医院 Third-level Hospitals	3.97	6.89	7.60	8.98	10.87	12.38
二级医院 Second-level Hospitals	5.42	8.88	9.31	9.92	10.55	10.92
一级医院 First-level Hospitals	1.05	1.50	1.46	1.53	1.68	1.76
按类别分 By Category						
#综合医院 General Hospitals	10.58	14.36	15.11	16.74	18.74	20.16
中医医院 TCM Hospitals	2.14	3.01	3.28	3.61	4.07	4.37
专科医院 Specialized Hospitals	0.95	1.54	1.68	1.88	2.16	2.36

各地区医院诊疗人次（2013年）

Number of Visits in Hospitals by Region (2013)

地 区 Region	合计 Total (10000)	公立医院 Public Hospitals (10000)	民营医院 Non-public Hospitals (10000)
总 计 Total	**274177.7**	**245510.6**	**28667.1**
东 部 Eastern	154682.9	138482.9	16199.9
中 部 Central	60001.4	54300.3	5701.1
西 部 Western	59493.5	52727.4	6766.1
北 京 Beijing	13279.3	11968.6	1310.8
天 津 Tianjin	6305.4	5229.5	1075.9
河 北 Hebei	10061.9	9034.1	1027.8
山 西 Shanxi	4478.8	4017.2	461.6
内蒙古 Inner Mongolia	3862.2	3546.4	315.7
辽 宁 Liaoning	8413.0	7768.1	644.9
吉 林 Jilin	4463.2	4082.9	380.3
黑龙江 Helongjiang	5702.4	5262.1	440.3
上 海 Shanghai	12961.3	12196.8	764.5
江 苏 Jiangsu	21201.2	17083.3	4118.0
浙 江 Zhejiang	22174.8	20503.2	1671.6
安 徽 Anhui	7995.1	6621.9	1373.2
福 建 Fujian	8772.2	7997.1	775.1
江 西 Jiangxi	5272.8	4900.7	372.0
山 东 Shandong	16580.2	14653.1	1927.1

续表 Continued

地区 Region		合计 Total (10000)	公立医院 Public Hospitals (10000)	民营医院 Non-public Hospitals (10000)
河南	Henan	14276.5	12893.9	1382.5
湖北	Hubei	10046.9	9382.7	664.2
湖南	Hunan	7765.7	7138.7	627.0
广东	Guangdong	33459.2	30651.3	2807.9
广西	Guangxi	7752.0	7385.3	366.7
海南	Hainan	1474.1	1397.9	76.3
重庆	Chongqing	4933.7	4437.9	495.9
四川	Sichuan	13862.9	11899.5	1963.4
贵州	Guizhou	4063.2	3193.0	870.2
云南	Yunnan	7632.0	6469.4	1162.6
西藏	Tibet	432.4	397.8	34.6
陕西	Shaanxi	6432.8	5704.4	728.4
甘肃	Gansu	3451.9	3237.2	214.6
青海	Qinghai	969.5	919.1	50.4
宁夏	Ningxia	1550.8	1392.6	158.2
新疆	Xinjiang	4550.0	4144.9	405.2

各类医院入院人数（万人）

Number of Inpatients in Hospitals (10000)

医院名称 Hospital	2005	2009	2010	2011	2012	2013
总计 Total	**5108**	**8488**	**9524**	**10755**	**12727**	**14007**
按经济类型分 By Ownership						
公立医院 Public Hospitals	4900	7810	8724	9707	11331	12315
民营医院 Non-public Hospitals	208	678	800	1047	1396	1692
按医院等级分 By Level						
#三级医院 Third-level Hospitals	1418	2668	3097	3717	4726	5450
二级医院 Second-level Hospitals	2298	4636	5116	5567	6242	6621
一级医院 First-level Hospitals	207	432	464	536	649	729
按类别分 By Category						
#综合医院 General Hospitals	4153	6713	7505	8431	9915	10848
中医医院 TCM Hospitals	567	1034	1168	1349	1642	1827
专科医院 Specialized Hospitals	339	641	733	844	1004	1132

各地区医院入院人数（2013年）

Number of Inpatients in Hospitals by Region (2013)

地 区 Region	合计 Total (10000)	公立医院 Public Hospitals (10000)	民营医院 Non-public Hospitals (10000)
总 计 Total	**14007.4**	**12315.2**	**1692.3**
东 部 Eastern	5799.0	5143.7	655.2
中 部 Central	4225.1	3794.0	431.0
西 部 Western	3983.4	3377.4	606.0
北 京 Beijing	233.3	209.4	24.0
天 津 Tianjin	123.5	113.1	10.4
河 北 Hebei	706.5	639.0	67.5
山 西 Shanxi	298.5	266.9	31.6
内蒙古 Inner Mongolia	231.4	215.7	15.8
辽 宁 Liaoning	513.8	464.6	49.2
吉 林 Jilin	274.4	249.6	24.8
黑龙江 Helongjiang	385.0	355.5	29.5
上 海 Shanghai	266.2	254.9	11.3
江 苏 Jiangsu	850.7	666.5	184.1
浙 江 Zhejiang	622.4	567.3	55.2
安 徽 Anhui	559.2	463.4	95.8
福 建 Fujian	390.9	349.7	41.2
江 西 Jiangxi	397.5	352.5	45.0
山 东 Shandong	1029.8	916.3	113.6

续表 Continued

地区 Region	合计 Total (10000)	公立医院 Public Hospitals (10000)	民营医院 Non-public Hospitals (10000)
河南 Henan	942.0	853.1	88.9
湖北 Hubei	647.9	597.7	50.1
湖南 Hunan	720.5	655.2	65.3
广东 Guangdong	987.4	890.7	96.7
广西 Guangxi	438.5	418.7	19.8
海南 Hainan	74.4	72.2	2.2
重庆 Chongqing	302.9	246.4	56.5
四川 Sichuan	908.0	727.8	180.2
贵州 Guizhou	406.9	282.9	124.0
云南 Yunnan	491.2	394.9	96.3
西藏 Tibet	15.7	14.1	1.6
陕西 Shaanxi	441.4	392.1	49.3
甘肃 Gansu	241.6	227.1	14.5
青海 Qinghai	63.6	59.0	4.6
宁夏 Ningxia	80.7	72.8	7.8
新疆 Xinjiang	361.6	325.9	35.8

各级公立医院诊疗人次及入院人数

Number of Visits and Inpatients in Public Hospitals

	2009	2010	2011	2012	2013
诊疗人次（亿人次） Visits (100 Millions)	**17.69**	**18.74**	**20.53**	**22.89**	**24.55**
#三级医院 Third-level Hospitals	6.82	7.53	8.84	10.67	12.15
二级医院 Second-level Hospitals	8.59	9.02	9.56	10.10	10.36
一级医院 First-level Hospitals	1.11	1.02	0.99	1.03	1.01
入院人数（万人） Inpatients (10000)	**7810**	**8724**	**9707**	**11331**	**12315**
#三级医院 Third-level Hospitals	2633	3065	3654	4632	5338
二级医院 Second-level Hospitals	4470	4941	5342	5954	6258
一级医院 First-level Hospitals	293	287	291	323	325

医院分科诊疗人次及构成

Number & Percentage of Visits in Hospitals by Department

科别 Department	门急诊人次 Number of Vsits (10000)		构成 (%)	
	2012	2013	2012	2013
总计 Total	**248309**	**267902**	**100.0**	**100.0**
预防保健科 Preventive Care Department	1674	1647	0.7	0.6
全科医疗科 General Practical Department	4902	4915	2.0	1.8
内科 Internal Medical Department	52418	56490	21.1	21.1
外科 Surgical Department	23666	25653	9.5	9.6
儿科 Pediatric Department	21959	24453	8.8	9.1
妇产科 Obs. & Gyn. Department	22622	24386	9.1	9.1
眼科 Ophthalmologic Department	7357	7954	3.0	3.0
耳鼻咽喉科 ENT Department	6913	7449	2.8	2.8
口腔科 Stomatologic Department	7284	7921	2.9	3.0
皮肤科 Dermatological Department	7414	8078	3.0	3.0
精神科 Psychiatric Department	3148	3430	1.3	1.3
传染科 Infectious Disease Department	2922	3293	1.2	1.2
肿瘤科 Oncology Department	2039	2296	0.8	0.9
急诊医学科 Emergency Department	10781	12014	4.3	4.5
康复医学科 Rehabilitation Medical Department	2142	2367	0.9	0.9
中医科 TCM Department	47793	51302	19.2	19.1
其他 Others	23275	24254	9.4	9.1

注：本表系医院分科门急诊人次数。

Note: Data in this table are outpatient and emergency visits in hospitals by department.

医院分科出院人数及构成

Number & Percentage of Hospital Inpatients by Department

科别 Department	出院人数 Inpatients (10000)		构成 (%)	
	2012	2013	2012	2013
总计 Total	**12706**	**13929**	**100.0**	**100.0**
预防保健科 Preventive Care Department	10.2	9.0	0.1	0.1
全科医疗科 General Practical Department	117.0	121.6	0.9	0.9
内科 Internal Medical Department	3301.2	3706.7	26.0	26.6
外科 Surgical Department	2519.7	2760.1	19.8	19.8
儿科 Pediatric Department	1240.4	1347.7	9.8	9.7
妇产科 Obs. & Gyn. Department	1618.7	1639.1	12.7	11.8
眼科 Ophthalmologic Department	290.1	320.5	2.3	2.3
耳鼻咽喉科 ENT Department	228.6	247.9	1.8	1.8
口腔科 Stomatologic Department	48.0	51.6	0.4	0.4
皮肤科 Dermatological Department	31.4	38.4	0.2	0.3
精神科 Psychiatric Department	147.5	166.4	1.2	1.2
传染科 Infectious Disease Department	255.6	269.7	2.0	1.9
肿瘤科 Oncology Department	459.0	523.9	3.6	3.8
急诊医学科 Emergency Department	97.7	108.6	0.8	0.8
康复医学科 Rehabilitation Medical Department	93.7	122.8	0.7	0.9
中医科 TCM Department	1736.3	1936.1	13.7	13.9
其他 Others	510.8	558.7	4.0	4.0

非公医疗机构医疗服务情况

Health Services in Non-public Health Care Institutions

机构名称	2009	2010	2011	2012	2013
总诊疗人次数(万人次) **Number of Visits （10000）**	**130467**	**135036**	**148890**	**157178**	**163194**
#医院 Hospitals	15304	16582	20629	25295	28667
基层医疗卫生机构 Grass-roots Health Care Institutions	114969	118258	127745	131053	134099
占同类机构比重(%) As % of same type Institutions	23.8	23.1	23.7	22.8	22.3
#医院 Hospitals	8.0	8.1	9.1	10.0	10.5
基层医疗卫生机构 Grass-roots Health Care Institutions	33.9	32.7	33.6	31.9	31.0
出院人数(万人) **Number of Inpatients （10000）**	**826**	**878**	**1128**	**1472**	**1750**
#医院 Hospitals	674	797	1046	1392	1669
基层医疗卫生机构 Grass-roots Health Care Institutions	146	78	79	75	76
占同类机构比重(%) As % of same type Institutions	6.2	6.2	7.4	8.3	9.2
#医院 Hospitals	8.0	8.4	9.8	11.0	12.0
基层医疗卫生机构 Grass-roots Health Care Institutions	3.5	2.0	2.1	1.8	1.8

医院病床使用率（%）

Occupancy Rate of Hospital Beds (%)

	2005	2009	2010	2011	2012	2013
总计 Total	**70.3**	**84.8**	**86.7**	**88.5**	**90.1**	**89.0**
按经济类型分 By Ownership						
公立医院 Public Hospitals	71.5	87.7	90.0	92.0	94.2	93.5
民营医院 Non-public Hospitals	49.8	58.2	59.0	62.3	63.2	63.4
按医院等级分 By Level						
#三级医院 Third-level Hospitals	90.5	102.5	102.9	104.2	104.5	102.9
二级医院 Second-level Hospitals	68.1	84.8	87.3	88.7	90.7	89.5
一级医院 First-level Hospitals	49.6	54.5	56.6	58.9	60.4	60.9
按类别分 By Category						
#综合医院 General Hospitals	70.4	85.6	87.5	89.3	91.0	89.8
中医医院 TCM Hospitals	65.0	81.8	84.1	86.3	88.6	88.6
专科医院 Specialized Hospitals	75.7	83.5	85.7	87.0	87.6	86.4

各地区医院病床使用率(2013年)

Occupancy Rate of Hospital Beds by Region (2013)

地区 Region		合计 Total (%)	公立医院 Public Hospitals (%)	民营医院 Non-public Hospitals (%)
总　计	**Total**	**88.99**	**93.48**	**63.39**
东　部	Eastern	88.51	93.11	62.65
中　部	Central	89.50	93.06	64.08
西　部	Western	89.16	94.53	63.84
北　京	Beijing	83.51	89.74	52.32
天　津	Tianjin	84.83	89.94	54.57
河　北	Hebei	88.26	91.77	62.86
山　西	Shanxi	80.83	83.89	60.35
内蒙古	Inner Mongolia	78.67	81.58	51.47
辽　宁	Liaoning	88.53	91.91	61.66
吉　林	Jilin	80.59	86.35	44.59
黑龙江	Helongjiang	84.81	88.51	51.70
上　海	Shanghai	95.16	98.26	64.97
江　苏	Jiangsu	91.06	97.19	72.53
浙　江	Zhejiang	93.24	97.87	66.76
安　徽	Anhui	86.82	91.85	67.27
福　建	Fujian	88.45	93.05	57.39
江　西	Jiangxi	93.24	96.02	71.71
山　东	Shandong	85.16	90.99	54.29

续表 Continued

地区 Region	合计 Total (%)	公立医院 Public Hospitals (%)	民营医院 Non-public Hospitals (%)
河 南 Henan	90.67	92.95	72.35
湖 北 Hubei	96.53	99.74	65.78
湖 南 Hunan	94.27	97.91	64.21
广 东 Guangdong	87.32	91.24	61.01
广 西 Guangxi	97.52	99.51	65.97
海 南 Hainan	84.92	86.28	53.85
重 庆 Chongqing	89.58	94.73	66.85
四 川 Sichuan	95.39	102.40	71.17
贵 州 Guizhou	85.24	95.14	63.46
云 南 Yunnan	85.40	93.74	58.94
西 藏 Tibet	73.66	74.36	63.97
陕 西 Shaanxi	87.66	93.07	58.09
甘 肃 Gansu	84.58	85.61	71.20
青 海 Qinghai	86.20	88.30	63.80
宁 夏 Ningxia	89.74	94.52	58.52
新 疆 Xinjiang	88.41	93.43	54.11

医院平均住院日（日）

Average Length of Stay in Hospitals (Day)

医院名称 Hospital	2005	2009	2010	2011	2012	2013
总计 Total	**10.9**	**10.5**	**10.5**	**10.3**	**10.0**	**9.8**
按经济类型分 By Ownership						
公立医院 Public Hospitals	10.9	10.7	10.7	10.5	10.2	10.0
民营医院 Non-public Hospitals	9.6	8.7	8.4	8.5	8.3	8.4
按医院等级分 By Level						
#三级医院 Third-level Hospitals	13.1	12.7	12.5	12.0	11.4	11.0
二级医院 Second-level Hospitals	9.7	9.4	9.4	9.3	9.1	9.0
一级医院 First-level Hospitals	9.8	9.3	9.1	9.1	8.9	9.0
按类别分 By Category						
#综合医院 General Hospitals	10.2	9.9	9.8	9.7	9.4	9.2
中医医院 TCM Hospitals	10.8	10.4	10.6	10.5	10.2	10.1
专科医院 Specialized Hospitals	18.9	17.0	17.3	16.1	15.5	14.9

医院医师日均担负诊疗人次和住院床日

Daily Visits and Inpatients per Physician in Hospitals

医院名称 Hospital	医师日均担负诊疗人次 Daily Visits per Physician		医师日均担负住院床日 Daily Inpatients per Physician	
	2012	2013	2012	2013
总计 Total	**7.2**	**7.3**	**2.6**	**2.6**
按经济类型分 By Ownership				
公立医院 Public Hospitals	7.5	7.6	2.7	2.7
民营医院 Non-public Hospitals	5.7	5.6	1.9	2.0
按医院等级分 By Level				
#三级医院 Third-level Hospitals	8.2	8.3	2.8	2.8
二级医院 Second-level Hospitals	6.9	6.9	2.6	2.7
一级医院 First-level Hospitals	6.6	6.5	1.7	1.8
按类别分 By Category				
#综合医院 General Hospitals	7.3	7.3	2.5	2.5
中医医院 TCM Hospitals	7.9	7.9	2.3	2.3
专科医院 Specialized Hospitals	6.2	6.2	3.3	3.3

综合医院医师日均担负诊疗人次和住院床日

Daily Visits and Inpatients per Physician in General Hospitals

指标 Indicator	2012	2013
医师日均担负诊疗人次 Daily Visits per Physician	**7.6**	**7.7**
部属 Ministry Hospitals	10.5	10.8
省属 Provincial Hospitals	8.5	8.6
地级市属 Hospitals of Prefecture Cities	7.7	7.7
县级市属 Hospitals of County-level Cities	7.8	7.9
县属 County Hospitals	6.6	6.7
医师日均担负住院床日 Daily Inpatients per Physician	**2.7**	**2.7**
部属 Ministry Hospitals	2.5	2.6
省属 Provincial Hospitals	2.7	2.7
地级市属 Hospitals of Prefecture Cities	2.7	2.7
县级市属 Hospitals of County-level Cities	2.5	2.5
县属 County Hospitals	2.9	3.0

注: 本表系政府办综合医院数字。

Note: Data in this table are of government-run general hospitals.

医院收入与支出 (2013年)

Incomes and Expenditures of Hospitals (2013)

指标 Indicator	医院 Hospitals	公立医院 Public Hospitals	三级医院 Third-level Hospitals	二级医院 Second-level Hospitals	一级医院 First-level Hospitals
院均总收入（万元） Income per Hospital (10000 Yuan)	**7341**	**12667**	**60969**	**9243**	**1073**
医疗收入 Medical Income	6627	11361	55536	8178	882
内:药品收入 Drug Income	2846	4921	23987	3545	420
财政补助收入 Financial Subsidy	542	1006	3912	883	151
科教项目收入 Science and Education Project Income	29	53	387	6	1
其他收入 Others	143	246	1117	177	40
院均总支出（万元） Expenditure per Hospital (10000 Yuan)	**7005**	**12085**	**57952**	**8876**	**1034**
医疗业务成本 Medical Cost	5686	9931	48623	7130	733
内:药品费 Drug Expense	2420	4242	20761	3058	332
财政项目补助支出 Financial Subsidy Payment	227	422	1951	296	49
科教项目支出 Science and Education Project Payment	23	42	280	11	1
管理费用 Administrative Cost	853	1454	6357	1242	119
其他支出 Others	215	236	741	197	132
次均门诊费用（元） Average Medical Expense per Visit (Yuan)	**206.4**	**207.9**	**256.7**	**166.2**	**119.8**
#药费 Drug	101.7	104.4	132.1	79.6	64.2
人均住院费用（元） Average Medical Expense per Inpatient (Yuan)	**7442.3**	**7858.9**	**11722.4**	**4968.3**	**3561.9**
#药费 Drug	2939.1	3116.3	4578.3	2028.4	1471.2

统计范围：24178个医院。Note: Data in this table are of 24178 hospitals.

公立医院次均门诊费用

Average Medical Expense per Visit in Public Hospitals

年份 Year	次均门诊费用（元） Medical Expense per Visit (Yuan)	药费 Drug	检查费 Examination	占门诊费用% As % of Outpatient Expense 药费 Drug	检查费 Examination
合计 Total					
2009	152.5	80.0	27.8	44.4	18.2
2010	167.3	87.4	30.8	48.5	18.4
2011	180.2	92.8	33.4	51.5	18.5
2012	193.4	99.3	36.2	51.3	18.7
2013	207.9	104.4	38.7	50.2	18.6
#三级医院 Third-level Hospitals					
2009	203.7	109.3	34.9	53.7	17.1
2010	220.2	117.6	37.9	53.4	17.2
2011	231.8	122.0	40.2	52.6	17.3
2012	242.1	126.7	42.7	52.3	17.6
2013	256.7	132.1	45.2	51.5	17.6
二级医院 Second-level Hospitals					
2009	128.0	65.1	26.2	50.9	20.4
2010	139.3	70.5	28.9	50.6	20.8
2011	147.6	73.6	31.0	49.9	21.0
2012	157.4	77.9	33.3	49.5	21.1
2013	166.2	79.6	35.2	47.9	21.2
一级医院 First-level Hospitals					
2009	83.9	46.3	10.5	55.2	12.5
2010	93.1	51.6	11.5	55.4	12.4
2011	103.9	56.1	13.4	54.0	12.8
2012	112.0	59.9	14.7	53.5	13.1
2013	119.8	64.2	15.6	53.6	13.1

公立医院人均住院费用

Average Medical Expense per Inpatient in Public Hospitals

年份 Year	人均住院费用（元） Medical Expense per Inpatient (Yuan)	药费 Drug	检查费 Examination	占住院费用% As % of Inpatient Expense 药费 Drug	检查费 Examination
合计 Total					
2009	5856.2	2573.0	407.7	43.9	7.0
2010	6415.9	2784.3	460.8	43.4	7.2
2011	6909.9	2903.7	518.5	42.0	7.5
2012	7325.1	3026.7	565.4	41.3	7.7
2013	7858.9	3116.3	629.8	39.7	8.0
#三级医院 Third-level Hospitals					
2009	9753.0	4231.9	694.8	43.4	7.1
2010	10442.4	4441.0	765.5	42.5	7.3
2011	10935.9	4480.4	838.7	41.0	7.7
2012	11186.8	4521.0	881.1	40.4	7.9
2013	11722.4	4578.3	952.1	39.1	8.1
二级医院 Second-level Hospitals					
2009	3973.8	1784.0	270.1	44.9	6.8
2010	4338.6	1944.8	303.4	44.8	7.0
2011	4564.2	1999.2	332.3	43.8	7.3
2012	4729.4	2033.3	352.4	43.0	7.5
2013	4968.3	2028.4	389.0	40.8	7.8
一级医院 First-level Hospitals					
2009	2609.6	1128.2	164.8	43.2	6.3
2010	2844.3	1243.7	185.9	43.7	6.5
2011	3121.3	1364.4	207.0	43.7	6.6
2012	3285.0	1411.3	236.1	43.0	7.2
2013	3561.9	1471.2	277.7	41.3	7.8

综合医院收入与支出(2013年)

Incomes and Expenditures of General Hospitals (2013)

指标 Indicator	合计 Total	部属 Ministry Hospitals	省属 Provincial Hospitals	地级市属 Hospitals of Prefecture Cities	县级市属 Hospitals of County Level Cities	县属 County Hospitals
院均总收入(万元) Income per Hospital (10000 Yuan)	**23765**	**299446**	**114190**	**39963**	**14131**	**9739**
医疗收入 Medical Income	21586	267057	104542	36447	12817	8759
#药品收入 Drug Income	9077	114498	44265	15483	5330	3591
财政补助收入 Financial Subsidy	1691	19023	6709	2876	1040	841
科教项目收入 Science and Education Project Income	91	6608	844	62	9	2
其他收入 Others	396	6758	2094	578	265	137
院均总支出(万元) Expenditure per Hospital (10000 Yuan)	**22652**	**284898**	**109069**	**38001**	**13576**	**9224**
医疗业务成本 Medical Cost	18944	241767	93125	31792	11302	7487
#药品费 Drug Expense	7926	101350	38604	13289	4759	3154
财政项目补助支出 Financial Subsidy Payment	702	10168	3563	1209	363	279
科教项目支出 Science and Education Project Payment	69	4743	575	53	12	5
管理费用 Administrative Cost	2714	25713	10830	4656	1757	1313
其他支出 Others	223	2508	977	291	141	141
次均门诊费用(元) Average Medical Expense per Visit (Yuan)	**211.5**	**384.1**	**302.2**	**221.1**	**170.7**	**151.6**
#药费 Drug	101.3	204.5	152.8	109.0	77.1	64.2
人均住院费用(元) Average Medical Expense per Inpatient (Yuan)	**7968.3**	**19539.3**	**15246.3**	**9924.8**	**6054.9**	**4191.8**
#药费 Drug	3124.7	7236.9	5878.2	3895.6	2397.9	1693.0

综合医院次均门诊费用

Average Medical Expense per Visit in General Hospitals

年份 Year	次均门诊费用（元） Medical Expense Per Visit (Yuan)			占门诊费用% As % of Outpatient Expense	
		药费 Drug	检查费 Examination	药费 Drug	检查费 Examination
合计 Total					
2012	198.4	97.7	41.5	49.2	20.9
2013	211.5	101.3	44.3	47.9	20.9
部属 Ministry Hospitals					
2012	360.1	196.6	56.2	54.6	15.6
2013	384.1	204.5	61.0	53.2	15.9
省属 Provincial Hospitals					
2012	287.7	149.2	51.3	51.9	17.8
2013	302.2	152.8	54.5	50.6	18.0
地级市属 Hospitals of Prefecture Cities					
2012	204.3	102.8	41.7	50.4	20.4
2013	221.1	109.0	45.4	49.3	20.5
县级市属 Hospitals of County-level Cities					
2012	161.4	76.0	35.5	47.1	22.0
2013	170.7	77.1	37.4	45.2	21.9
县属 County Hospitals					
2012	142.6	62.3	38.8	43.7	27.2
2013	151.6	64.2	40.5	42.4	26.7

注：本表系政府办综合医院数字。

Note: Data in this table are of government-run general hospitals.

综合医院人均住院费用

Average Medical Expense per Inpatient in General Hospitals

年份 Year	人均住院费用（元） Medical Expense Per Inpatient (Yuan)	药费 Drug	检查费 Examination	占住院费用% As % of Inpatient Expense 药费 Drug	检查费 Examination
合计 Total					
2012	7403.5	3033.1	578.0	41.0	7.8
2013	7968.3	3124.7	647.8	39.2	8.1
部属 Ministry Hospitals					
2012	18818.7	7250.2	1241.3	38.5	6.6
2013	19539.3	7236.9	1302.7	37.0	6.7
省属 Provincial Hospitals					
2012	14369.8	5716.4	1079.7	39.8	7.5
2013	15246.3	5878.2	1197.1	38.6	7.9
地级市属 Hospitals of Prefecture Cities					
2012	9251.1	3726.6	783.1	40.3	8.5
2013	9924.8	3895.6	869.3	39.3	8.8
县级市属 Hospitals of County-level Cities					
2012	5618.4	2386.6	436.6	42.5	7.8
2013	6054.9	2397.9	491.8	39.6	8.1
县属 County Hospitals					
2012	3877.5	1673.4	286.0	43.2	7.4
2013	4191.8	1693.0	326.6	40.4	7.8

注：本表系政府办综合医院数字。

Note: Data in this table are of government-run general hospitals.

居民两周患病率

Two-week Morbidity Rates

指标 Indicator	合计 Total		城市 Urban		农村 Rural	
	2008	2013	2008	2013	2008	2013
两周患病率(‰)	**188.6**	**257.1**	**222.0**	**300.5**	**176.7**	**215.8**
Two-week Morbidity Rate						
男性 Male	170.4	238.6	202.6	285.6	159.4	195.3
女性 Female	206.8	275.2	240.4	314.8	194.3	236.4
年龄别两周患病率(‰)						
Two-week Morbidity Rate By Age Group						
0～4	174.2	107.4	146.7	116.3	179.8	100.9
5～14	76.9	54.9	63.9	60.5	79.8	50.9
15～24	49.7	39.7	50.6	45.4	49.5	34.8
25～34	74.9	60.9	63.2	65.1	79.6	55.9
35～44	136.0	135.1	101.6	140.9	147.6	129.3
45～54	227.2	262.7	213.8	286.2	232.8	242.0
55～64	322.7	447.7	355.1	500.9	310.0	395.3
65+	465.9	655.9	580.9	773.0	398.2	519.2

资料来源：2008、2013年国家卫生服务调查，以下3表同。

Source: National Health Services Survey in 2008 and 2013. The following 3 tables are from the same survey.

疾病别两周患病率（2008年）

Two-week Morbidity Rates by Disease (2008)

顺序 Rank	合计 Total		城市 Urban		农村 Rural	
	疾病名称 Diseases	患病率 MR (‰)	疾病名称 Diseases	患病率 MR (‰)	疾病名称 Diseases	患病率 MR (‰)
1	高血压 Hypertension	31.4	高血压 Hypertension	60.8	高血压 Hypertension	20.9
2	急性上感 Acute Upper Respiratory Infections	18.2	糖尿病 Diabetes Mellitus	15.5	急性上感 Acute Upper Respiratory Infections	20.3
3	急性鼻咽炎 Acute Nasopharyngitis	15.4	急性鼻咽炎 Acute Nasopharyngitis	13.8	急性鼻咽炎 Acute Nasopharyngitis	16.0
4	胃肠炎 Gastroenteritis	13.6	急性上感 Acute Upper Respiratory Infections	12.4	胃肠炎 Gastroenteritis	15.4
5	类风湿关节炎 Rheumatoid Arthritis	7.6	胃肠炎 Gastroenteritis	8.6	类风湿关节炎 Rheumatoid Arthritis	8.6
6	椎间盘疾病 Intervertebral Disc Disorders	6.8	缺血性心脏病 Ischaemic Heart Disease	7.9	椎间盘疾病 Intervertebral Disc Disorders	6.9
7	糖尿病 Diabetes Mellitus	6.0	脑血管病 Cerebrovascular Disease	7.7	脑血管病 Cerebrovascular Disease	5.2
8	脑血管病 Cerebrovascular Disease	5.8	椎间盘疾病 Intervertebral Disc Disorders	6.5	慢性阻塞肺病 COPD	4.4
9	流行性感冒 Flu	4.4	类风湿关节炎 Rheumatoid Arthritis	4.8	流行性感冒 Flu	4.3
10	慢性阻塞肺病 COPD	4.1	流行性感冒 Flu	4.7	胆结石胆囊炎 Cholelith & Cholecystitis	3.0

疾病别两周患病率（2013年)

Two-week Morbidity Rates by Disease (2013)

顺序 Rank	合计 Total		城市 Urban		农村 Rural	
	疾病名称 Diseases	患病率 MR (‰)	疾病名称 Diseases	患病率 MR (‰)	疾病名称 Diseases	患病率 MR (‰)
1	高血压 Hypertension	104.7	高血压 Hypertension	129.9	高血压 Hypertension	80.8
2	糖尿病 Diabetes Mellitus	27.9	糖尿病 Diabetes Mellitus	40.9	急性鼻咽炎 Acute Nasopharyngitis	18.1
3	急性鼻咽炎 Acute Nasopharyngitis	19.3	急性鼻咽炎 Acute Nasopharyngitis	20.6	糖尿病 Diabetes Mellitus	15.5
4	急性上感 Acute Upper Respiratory Infections	12.3	急性上感 Acute Upper Respiratory Infections	12.5	急性上感 Acute Upper Respiratory Infections	12.1
5	胃肠炎 Gastroenteritis	7.9	胃肠炎 Gastroenteritis	7.3	胃肠炎 Gastroenteritis	8.5
6	椎间盘疾病 Intervertebral Disc Disorders	6.6	脑血管病 Cerebrovascular Disease	6.7	椎间盘疾病 Intervertebral Disc Disorders	7.3
7	脑血管病 Cerebrovascular Disease	6.4	椎间盘疾病 Intervertebral Disc Disorders	5.9	脑血管病 Cerebrovascular Disease	6.2
8	类风湿关节炎 Rheumatoid Arthritis	4.5	缺血性心脏病 Ischaemic Heart Disease	5.0	类风湿关节炎 Rheumatoid Arthritis	5.1
9	流行性感冒 Flu	4.3	流行性感冒 Flu	4.0	流行性感冒 Flu	4.6
10	缺血性心脏病 Ischaemic Heart Disease	4.0	类风湿关节炎 Rheumatoid Arthritis	3.9	慢性阻塞肺病 COPD	3.2

居民慢性病患病率

Morbidity Rates of Chronic Diseases

指标 Indicator	合计 Total		城市 Urban		农村 Rural	
	2008	2013	2008	2013	2008	2013
慢性病患病率(‰) Morbidity Rate of Chronic Diseases						
按人数计算 Computed by Patients	157.4	243.0	205.3	260.8	140.4	225.1
按例数计算 Computed by Cases	199.9	327.2	282.8	362.7	170.5	291.7
居民前十种慢性疾病患病率(‰) Morbidity Rates of 10 Main Chronic Diseases						
高血压 Hypertension	54.9	139.8	100.8	159.1	38.5	120.5
胃肠炎 Gastroenteritis	10.7	12.0	7.9	10.8	11.7	13.2
糖尿病 Diabetes Mellitus	10.7	34.2	27.5	47.6	4.8	20.9
类风湿关节炎 Rheumatoid Arthritis	10.2	9.7	7.2	8.0	11.3	11.4
脑血管病 Cerebrovascular Disease	9.7	12.2	13.6	12.1	8.3	12.3
椎间盘疾病 Intervertebral Disorders	9.5	14.7	10.2	13.3	9.3	16.1
慢性阻塞肺病 COPD	6.9	7.2	6.6	6.2	7.1	8.1
缺血性心脏病 Ischaemic Heart Disease	6.0	7.6	12.7	8.9	3.7	6.2
胆结石胆囊炎 Cholelith and Cholecystitis	5.1	5.0	5.0	4.9	5.2	5.1
消化性溃疡 Peptic Ulcer	3.3	2.4	2.8	2.1	3.5	2.6

居民两周就诊情况

Statistics of Two-week Medical Consultation

指标 Indicator	合计Total		城市 Urban		农村 Rural	
	2008	2013	2008	2013	2008	2013
两周就诊率(‰)	145.4	130.4	127.2	132.9	151.9	128.0
Two-week Medical Consultation Rate (‰)						
男性 Male	131.3	119.3	113.0	122.2	137.6	116.7
女性 Female	159.5	141.2	140.4	143.1	166.6	139.3
两周新发未就诊比例(%)	38.2	30.5	47.9	36.3	35.6	25.0
Two-week Rate of Untreated Patients (%)						
男性 Male	38.1	30.0	47.8	36.4	35.7	24.1
女性 Female	38.2	31.0	48.0	36.2	35.4	25.8

资料来源:2008、2013年国家卫生服务调查。下表同。

Source: National Health Services Survey in 2008 and 2013. The same for the table below.

居民住院情况

Statistics of Residents Hospitalization

指标 Indicator	合计Total		城市 Urban		农村 Rural	
	2008	2013	2008	2013	2008	2013
住院率(‰)	68.4	90.4	70.8	90.8	67.5	90.0
Hospitalization Rate(‰)						
男性 Male	60.4	80.0	65.8	81.8	58.5	78.3
女性 Female	76.4	100.6	75.6	99.3	76.7	101.9

城市医院住院病人前十位疾病构成

Percentage of 10 Leading Diseases of Inpatients in City Hospitals

顺序 Rank	2012		2013	
	疾病种类 Diseases (ICD-10)	构成 (%)	疾病种类 Diseases (ICD-10)	构成 (%)
1	呼吸系病 Diseases of the Respiratory System	12.00	呼吸系病 Diseases of the Respiratory System	11.17
2	消化系病 Diseases of the Digestive System	10.12	消化系病 Diseases of the Digestive System	9.84
3	妊娠、分娩和产褥期病 Pregnancy,childbirth & the Puerperium	8.17	妊娠、分娩和产褥期病 Pregnancy,childbirth & the Puerperium	7.26
4	损伤、中毒和外因 Injury, Poisoning & External Causes	7.50	损伤、中毒和外因 Injury, Poisoning & External Causes	7.00
5	泌尿生殖系病 Diseases of the Genitourinary System	6.30	泌尿生殖系病 Diseases of the Genitourinary System	6.39
6	恶性肿瘤 Malignant Neoplasms	6.16	恶性肿瘤 Malignant Neoplasms	6.31
7	脑血管病 Cerebrovascular Disease	5.42	脑血管病 Cerebrovascular Disease	5.44
8	缺血性心脏病 Ischaemic Heart Disease	4.61	缺血性心脏病 Ischaemic Heart Disease	4.86
9	内分泌、营养和代谢疾病 Endocrine,Nutritional & Metabolic Diseases	3.86	内分泌、营养和代谢疾病 Endocrine,Nutritional & Metabolic Diseases	3.87
10	肌肉骨骼系统和结缔组织疾病 Musculoskeletal System and Connective Tissue Diseases	3.29	肌肉骨骼系统和结缔组织疾病 Musculoskeletal System and Connective Tissue Diseases	3.72
	十种疾病合计 Total	**67.44**	**十种疾病合计 Total**	**65.86**

注：本表系政府办综合医院数字。

Note: Data in this table are of government-run general hospitals.

县级医院住院病人前十位疾病构成

Percentage of 10 Leading Diseases of Inpatients in County-level Hospitals

顺序 Rank	2012 疾病种类 Diseases (ICD-10)	2012 构成 (%)	2013 疾病种类 Diseases (ICD-10)	2013 构成 (%)
1	呼吸系病 Diseases of the Respiratory System	17.55	呼吸系病 Diseases of the Respiratory System	16.78
2	妊娠、分娩和产褥期病 Pregnancy, Childbirth and the Puerperium	13.95	妊娠、分娩和产褥期病 Pregnancy, Childbirth and the Puerperium	12.60
3	损伤、中毒和外因 Injury, Poisoning and External Causes	11.51	消化系病 Diseases of the Digestive System	11.13
4	消化系病 Diseases of the Digestive System	11.28	损伤、中毒和外因 Injury, Poisoning and External Causes	11.11
5	脑血管病 Cerebrovascular Disease	6.13	脑血管病 Cerebrovascular Disease	6.54
6	泌尿生殖系病 Disease of the Genitourinary System	4.86	泌尿生殖系病 Disease of the Genitourinary System	5.28
7	缺血性心脏病 Ischaemic Heart Disease	4.06	缺血性心脏病 Ischaemic Heart Disease	4.10
8	传染病和寄生虫病 Certain Infectious & Parasitic Diseases	4.05	传染病和寄生虫病 Certain Infectious & Parasitic Diseases	4.06
9	恶性肿瘤 Malignant Neoplasms	2.76	恶性肿瘤 Malignant Neoplasms	2.86
10	肌肉骨骼系统和结缔组织疾病 Musculoskeletal System and Connective Tissue Diseases	2.34	肌肉骨骼系统和结缔组织疾病 Musculoskeletal System and Connective Tissue Diseases	2.76
	十种疾病合计 Total	**78.49**	**十种疾病合计 Total**	**77.22**

注：①本表系政府办综合医院数字；②县级医院包括县和县级市医院。

Note: ①Data in this table are of government-run general hospitals. ②County-level hospitals include county hospitals and hospitals of county-level cities.

四、基层卫生服务
Grass-roots Health Care Services

基层医疗卫生机构诊疗人次（亿人次）

Number of Visits in Grass-roots Health Care Institutions(100 Millions)

	2005	2009	2010	2011	2012	2013
总计 Total	**25.94**	**33.92**	**36.12**	**38.06**	**41.09**	**43.24**
社区卫生服务中心 Community Health Centers	0.59	2.61	3.47	4.09	4.55	5.08
#政府办 Government-run	0.54	2.05	3.22	3.71	4.03	4.22
社区卫生服务站 Community Health Stations	0.63	1.16	1.37	1.37	1.44	1.49
#政府办 Government-run		0.26	0.43	0.46	0.41	0.40
街道卫生院 Sub-district Health Centers	0.20	0.43	0.27	0.11	0.10	0.10
乡镇卫生院 Township Health Centers	6.79	8.77	8.74	8.66	9.68	10.07
#政府办 Government-run	6.68	8.59	8.62	8.56	9.60	10.00
村卫生室 Village Clinics	12.34	15.52	16.57	17.92	19.27	20.12
门诊部 Outpatient Departments	0.42	0.61	0.66	0.71	0.75	0.84
诊所(医务室) Clinics	4.95	4.83	5.03	5.19	5.30	5.54

各地区基层医疗卫生机构诊疗人次（2013年）

Number of Visits in Grass-roots Health Care Institutions by Region (2013)

地 区 Region	诊疗量合计 Total Visits (10000)	社区卫生服务中心 Community Health Center	社区卫生服务站 Community Health Station	乡镇卫生院 Township Health Center	村卫生室 Village Clinic
总 计 Total	**432431.0**	**50788.6**	**14921.2**	**100712.7**	**201218.4**
东 部 Eastern	203649.7	40206.4	8075.5	40746.9	84134.7
中 部 Central	122601.1	5682.4	3903.0	29264.5	70511.9
西 部 Western	106180.2	4899.8	2942.6	30701.3	46571.8
北 京 Beijing	6579.0	4236.2	510.1	–	399.9
天 津 Tianjin	3962.8	1676.7	16.6	621.7	956.3
河 北 Hebei	28215.2	599.5	984.6	4265.8	19520.9
山 西 Shanxi	7712.0	369.3	408.3	1574.3	3762.0
内蒙古 Inner Mongolia	5658.5	397.0	466.7	1286.1	2230.7
辽 宁 Liaoning	9103.0	897.0	454.5	1649.8	3877.4
吉 林 Jilin	5507.9	314.5	57.7	970.1	2952.7
黑龙江 Helongjiang	6073.0	574.8	191.2	1005.8	3431.9
上 海 Shanghai	9854.0	8086.4	–	–	711.5
江 苏 Jiangsu	27091.5	5443.9	1432.8	7941.3	8733.4
浙 江 Zhejiang	23509.8	7676.0	531.5	7796.7	3847.4
安 徽 Anhui	16850.0	991.5	1013.8	4280.6	9382.2
福 建 Fujian	10597.4	1009.6	335.9	2296.8	4674.8
江 西 Jiangxi	13752.9	330.5	328.5	2691.3	9379.0
山 东 Shandong	43860.9	1672.8	1408.5	8137.2	27633.0

续表 Continued

地区 Region	诊疗量合计 Total Visits (10000)	社区卫生服务中心 Community Health Center	社区卫生服务站 Community Health Station	乡镇卫生院 Township Health Center	村卫生室 Village Clinic
河南 Henan	36162.1	1022.3	1003.3	8934.6	22842.0
湖北 Hubei	20858.4	1319.9	682.0	5614.9	10682.8
湖南 Hunan	15684.8	759.7	218.3	4192.9	8079.3
广东 Guangdong	38338.5	8822.0	2207.5	6971.0	13106.4
广西 Guangxi	15597.4	525.2	166.4	4973.3	6876.1
海南 Hainan	2537.6	86.3	193.6	1066.5	673.6
重庆 Chongqing	8503.2	572.8	134.3	2186.5	3541.1
四川 Sichuan	28470.3	1652.6	405.7	9068.1	11863.6
贵州 Guizhou	8313.8	179.1	268.9	2272.1	4373.6
云南 Yunnan	12690.7	341.3	257.1	4000.1	5962.7
西藏 Tibet	721.9	1.9	1.1	354.3	141.6
陕西 Shaanxi	10251.8	470.4	284.0	2015.2	5418.3
甘肃 Gansu	8627.9	277.8	318.5	2163.5	4169.4
青海 Qinghai	1207.2	60.9	161.6	281.2	509.5
宁夏 Ningxia	1623.4	10.8	119.2	559.3	539.3
新疆 Xinjiang	4514.3	410.1	359.1	1541.7	946.0

基层医疗卫生机构入院人数（万人）

Number of Inpatients in Grass-roots Health Care Institutions(10000)

	2005	2009	2010	2011	2012	2013
总计 Total	**1675**	**4111**	**3950**	**3775**	**4254**	**4301**
社区卫生服务中心 Community Health Centers	27	164	218	247	269	292
#政府办 Government-run	24	126	183	204	215	233
社区卫生服务站 Community Health Stations	–	61	44	42	40	30
#政府办 Government-run	–	16	12	10	10	6
街道卫生院 Sub-district Health Centers	19	62	47	23	24	21
乡镇卫生院 Township Health Centers	1622	3808	3630	3449	3908	3937
#政府办 Government-run	1592	3746	3595	3417	3879	3912
门诊部 Outpatient Departments	7	16	11	13	14	20

各地区基层医疗卫生机构入院人数（2013年）

Number of Inpatients in Grass-roots Health Care Institutions by Region (2013)

地 区 Region	入院人数合计 Total Inpatients (10000)	社区卫生服务中心 Community Health Centers	乡镇卫生院 Township Health Centers
总 计 Total	**4300.7**	**292.1**	**3937.2**
东 部 Eastern	1106.5	113.0	976.5
中 部 Central	1508.1	94.2	1388.0
西 部 Western	1686.0	84.9	1572.7
北 京 Beijing	3.4	3.4	–
天 津 Tianjin	10.0	1.2	8.8
河 北 Hebei	167.1	6.5	157.3
山 西 Shanxi	57.1	4.1	45.3
内蒙古 Inner Mongolia	41.1	4.3	35.3
辽 宁 Liaoning	72.5	8.8	62.1
吉 林 Jilin	24.2	2.6	20.9
黑龙江 Helongjiang	72.8	4.9	64.9
上 海 Shanghai	9.6	9.3	–
江 苏 Jiangsu	178.1	30.0	147.9
浙 江 Zhejiang	27.4	6.4	19.5
安 徽 Anhui	186.6	13.4	172.3
福 建 Fujian	117.2	7.1	110.0
江 西 Jiangxi	239.6	5.7	231.3
山 东 Shandong	308.3	22.6	280.7

续表 Continued

地 区 Region	入院人数合计 Total Inpatients (10000)	社区卫生服务中心 Community Health Centers	乡镇卫生院 Township Health Centers
河 南 Henan	299.7	14.8	283.3
湖 北 Hubei	253.4	27.6	220.9
湖 南 Hunan	374.9	21.1	349.2
广 东 Guangdong	202.8	16.0	181.8
广 西 Guangxi	311.1	1.5	309.5
海 南 Hainan	10.1	1.7	8.4
重 庆 Chongqing	188.2	22.5	161.0
四 川 Sichuan	496.6	23.4	466.7
贵 州 Guizhou	226.6	12.0	204.2
云 南 Yunnan	158.6	6.8	151.3
西 藏 Tibet	2.7	0.0	2.7
陕 西 Shaanxi	79.5	6.1	71.9
甘 肃 Gansu	65.3	3.4	60.6
青 海 Qinghai	17.9	0.5	16.6
宁 夏 Ningxia	5.6	0.0	5.4
新 疆 Xinjiang	92.8	4.3	87.6

社区卫生服务中心（站）工作量

Workload of Community Health Centers (Stations)

年份 Year	社区卫生服务中心 Community Health Center				社区卫生服务站诊疗人次 Visits in Community Health Station (10000)
	诊疗人次 Visits (10000)	入院人数 Inpatients (10000)	病床使用率 Occupancy Rate (%)	平均住院日 Average Lengths of Stay	
2005	5938.5	26.6	60.7	17.2	6281.5
2009	26080.2	164.2	59.8	10.6	11617.3
2010	34740.4	218.1	56.1	10.4	13711.1
2011	40945.2	247.3	54.4	10.2	13703.8
2012	45475.1	268.7	55.5	10.1	14393.6
2013	50788.6	292.1	57.0	9.8	14921.2

社区卫生服务中心病人医药费用

Average Medical Expense per Capita in Community Health Centers

年份 Year	2009	2010	2011	2012	2013
次均门诊费用(元) Average Medical Expense per Outpatient Visit (Yuan)	**84.0**	**82.8**	**81.5**	**84.6**	**86.5**
#药费 Drug	60.0	58.7	54.9	58.5	59.4
药费占比 Drug %	71.4	70.9	67.4	69.1	68.7
人均住院费用(元) Average Medical Expense per Inpatient (Yuan)	**2317.4**	**2357.6**	**2315.1**	**2417.9**	**2482.7**
#药费 Drug	1136.2	1162.4	1061.4	1125.0	1130.6
药费占比 Drug %	49.0	49.3	45.8	46.5	45.5

乡镇卫生院工作量

Workload of Township Health Centers

年份 Year	诊疗人次 Visits (100 Millions)	入院人数 Inpatients (10000)	病床周转次数(次) Turnovers of Beds (Times)	病床使用率 Occupancy Rate (%)	平均住院日 Average Lengths of Stay (Day)
2005	6.79	1622	25.8	37.7	4.6
2009	8.77	3808	42.9	60.7	4.8
2010	8.74	3630	38.4	59.0	5.2
2011	8.66	3449	35.2	58.1	5.6
2012	9.68	3908	37.4	62.1	5.7
2013	10.07	3937	36.2	62.8	5.9

乡镇卫生院病人医药费用

Average Medical Expense per Capita in Township Health Centers

	2009	2010	2011	2012	2013
次均门诊费用(元)	**46.2**	**47.5**	**47.5**	**49.2**	**52.7**
Average Medical Expense per Visit(Yuan)					
#药费 Drug	28.8	28.7	25.3	27.0	28.7
药费占比 Drug %	62.3	60.4	53.3	54.8	54.5
人均住院费用(元)	**897.2**	**1004.6**	**1051.3**	**1140.7**	**1267.0**
Average Medical Expense per Inpatient (Yuan)					
#药费 Drug	479.6	531.1	492.4	550.0	592.9
药费占比 Drug %	53.5	52.9	46.8	48.2	46.8

各地区社区卫生服务中心（站）和乡镇卫生院门诊量占医疗卫生机构门诊总量的比重（%）

Visits of Community and Township Health Centers as % of Total Visits by Region

地区 Region	2012	2013	地区 Region	2012	2013
总计 Total	**22.7**	**22.8**	江西 Jiangxi	17.1	16.9
东部 Eastern	23.9	24.0	山东 Shandong	18.4	18.0
中部 Central	20.7	20.6	河南 Henan	19.6	21.1
西部 Western	22.5	22.4	湖北 Hubei	24.8	23.8
			湖南 Hunan	21.7	21.2
北京 Beijing	22.0	23.2	广东 Guangdong	22.7	23.8
天津 Tianjin	21.9	22.0	广西 Guangxi	22.2	22.7
河北 Hebei	15.3	14.9	海南 Hainan	31.4	31.7
山西 Shanxi	19.5	18.8	重庆 Chongqing	23.3	20.8
内蒙古 Inner Mongolia	22.2	21.8	四川 Sichuan	25.7	25.5
辽宁 Liaoning	17.0	16.8	贵州 Guizhou	21.0	21.5
吉林 Jilin	14.1	13.2	云南 Yunnan	21.5	21.8
黑龙江 Helongjiang	15.5	14.7	西藏 Tibet	30.3	30.3
上海 Shanghai	34.2	34.5	陕西 Shaanxi	15.8	16.1
江苏 Jiangsu	30.1	30.0	甘肃 Gansu	23.1	22.3
浙江 Zhejiang	34.7	33.7	青海 Qinghai	22.6	22.9
安徽 Anhui	25.5	24.7	宁夏 Ningxia	20.8	20.6
福建 Fujian	17.2	17.9	新疆 Xinjiang	22.2	24.6

各地区基层医疗卫生机构病床使用率（2013年）

Bed Occupancy Rate of Grass-roots Health Care Institution by Region (2013)

地 区 Region	社区卫生服务中心 Community Health Centers (%)	乡镇卫生院 Township Health Centers (%)	地 区 Region	社区卫生服务中心 Community Health Centers (%)	乡镇卫生院 Township Health Centers (%)
总 计 Total	**57.0**	**62.8**	江 西 Jiangxi	56.2	76.2
东 部 Eastern	55.4	55.1	山 东 Shandong	48.1	55.3
中 部 Central	55.4	65.5	河 南 Henan	48.4	61.7
西 部 Western	63.3	67.0	湖 北 Hubei	70.9	75.7
			湖 南 Hunan	69.3	74.6
北 京 Beijing	37.0	–	广 东 Guangdong	51.5	54.6
天 津 Tianjin	19.3	46.0	广 西 Guangxi	56.2	75.7
河 北 Hebei	51.6	58.3	海 南 Hainan	91.8	33.7
山 西 Shanxi	54.7	44.4	重 庆 Chongqing	77.3	77.9
内蒙古 Inner Mongolia	48.2	40.2	四 川 Sichuan	67.3	71.3
辽 宁 Liaoning	52.8	48.2	贵 州 Guizhou	70.6	70.5
吉 林 Jilin	30.3	32.2	云 南 Yunnan	62.1	62.2
黑龙江 Helongjia	47.4	60.1	西 藏 Tibet	22.3	28.9
上 海 Shanghai	88.4	–	陕 西 Shaanxi	47.4	49.4
江 苏 Jiangsu	48.7	61.2	甘 肃 Gansu	59.6	57.3
浙 江 Zhejiang	39.4	35.8	青 海 Qinghai	63.1	59.7
安 徽 Anhui	44.6	62.4	宁 夏 Ningxia	29.4	53.4
福 建 Fujian	45.5	59.5	新 疆 Xinjiang	50.8	70.2

县级医院医疗服务情况

Statistics of Health Services in County-level Hospitals

	2005	2009	2010	2011	2012	2013
县医院 County Hospitals						
机构数(个) Hospitals	5536	6111	6400	6973	7399	7907
床位数(张) Beds	572746	765510	845737	946973	1099856	1238530
人员数(人) Personnel	760617	912765	976030	1059365	1163260	1271435
诊疗人次(万人次) Visits (10000)	28354.3	39858.2	42137.1	46588.9	53406.9	57388.9
入院人数(万人) Inpatients (10000)	1427.3	2622.9	2945.0	3361.0	4070.1	4456.6
县级市医院 Hospitals of County-level Cities						
机构数(个) Hospitals	2961	3127	3221	3364	3541	3724
床位数(张) Beds	371682	447101	483284	537858	608219	651062
人员数(人) Personnel	479095	555053	590804	637844	695163	737238
诊疗人次(万人次) Visits (10000)	18737.1	24705.9	26398.3	29358.4	33288.1	34977.6
入院人数(万人) Inpatients (10000)	855.6	1296.3	1451.4	1634.3	1922.8	2050.9

县级妇幼保健机构医疗服务情况

Statistics of Health Services in County-level MCH Institutions

	2005	2009	2010	2011	2012	2013
县妇幼保健机构 County MCH Institution						
机构数(个) Institutions	1584	1590	1586	1594	1590	1641
床位数(张) Beds	35377	50652	53826	57679	63218	68778
人员数(人) Personnel	68400	82351	86307	91738	98147	106265
诊疗人次(万人次) Visits (10000)	2632.3	4173.7	4475.7	4916.0	5574.7	5949.9
入院人数(万人) Inpatients (10000)	120.6	213.8	231.9	252.7	286.3	294.3
县级市妇幼保健机构 MCH Institution of County-level Cities						
机构数(个) Institutions	430	397	397	400	396	401
床位数(张) Beds	16116	20016	22506	23910	27066	28419
人员数(人) Personnel	32131	37815	40406	43681	48007	50346
诊疗人次(万人次) Visits(10000)	1579.8	2252.7	2510.1	2868.7	3327.9	3501.1
入院人数(万人) Inpatients (10000)	63.7	96.9	103.8	116.5	132.5	134.3

五、中医药服务

Traditional Chinese Medicine Services

中医类医疗机构诊疗量

Number of Visits in TCM Institutions

	2009	2010	2011	2012	2013
中医类诊疗总量(万人次)* Total Visits in TCM Institutions(10000)	**56150.6**	**61264.1**	**67531.9**	**74695.2**	**81409.4**
中医类医院 Hospitals Specialized in TCM	33132.7	36026.5	39668.5	45120.2	48952.5
中医医院 TCM Hospitals	30145.8	32770.2	36120.6	40705.2	43726.3
中西医结合医院 Hospitals of Integrated Chinese and Western Medicine	2449.9	2702.6	2958.8	3769.1	4466.1
民族医医院 Hospitals of Traditional Ethnic Medicine	537.0	553.8	589.1	645.9	760.1
中医类门诊部 Outpatient Departments Specialized in TCM	820.3	975.9	1127.9	1290.8	1433.6
中医门诊部 TCM Outpatient Departments	681.2	808.9	934.8	1069.5	1221.6
中西医结合门诊部 Outpatient Departments of Integrated Chinese and Western Medicine	137.6	164.6	189.2	217.8	207.9
民族医门诊部 Outpatient Departments of Traditional Ethnic Medicine	1.5	2.4	4.0	3.5	4.1
中医类诊所 Clinics Specialized in TCM	8398.5	9178.3	9981.0	10250.2	11059.3
中医诊所 TCM Clinics	6176.8	6796.1	7414.0	7857.7	8616.7
中西医结合诊所 Clinics of Integrated Chinese and Western Medicine	2140.1	2283.8	2458.0	2291.0	2341.5
民族医诊所 Clinics of Traditional Ethnic Medicine	81.6	98.3	109.0	101.5	101.1
其他机构中医类临床科室 Clinical Department of TCM in Other Institutions	13799.1	15083.4	16754.5	18033.9	19964.0
中医类诊疗量占总诊疗量% Visits in TCM Institutions as % of Total Visits	**14.3**	**14.7**	**15.1**	**15.1**	**15.4**

注: *包括中医科各专业、中西医结合科、民族医学科。以下3表同。Note:*include department of TCM, integrated medicine, and traditional ethnic medicine.The same for the following 3 tables.

其他机构中医类临床科室诊疗人次

Number of Visits in Clinical Department of TCM in Other Institutions

	2009	2010	2011	2012	2013
门急诊量(万人次) Outpatient and Emergency Visits (10000)	**13799.1**	**15083.4**	**16754.5**	**18034.0**	**19964.0**
综合医院 General Hospitals	7531.9	8089.2	9057.4	8826.9	9429.7
专科医院 Specialized Hospitals	361.0	390.2	461.0	496.5	527.8
社区卫生服务中心(站) Community Health Centers (Stations)	1912.0	2512.9	3074.6	3846.0	4503.5
乡镇卫生院 Township Health Centers	3285.3	3419.5	3473.7	4185.6	4756.8
其他机构 Others	708.9	671.6	687.9	679.0	746.2
占同类机构诊疗量的% As % of Visits in the Same Type of Institutions					
综合医院 General Hospitals	5.2	5.4	5.4	4.7	4.7
专科医院 Specialized Hospitals	2.3	2.3	2.5	2.3	2.2
社区卫生服务中心(站) Community Health Centers (Stations)	5.1	5.2	5.6	6.4	6.9
乡镇卫生院 Township Health Centers	3.7	3.9	4.0	4.3	4.7
其他机构 Others	1.1	1.0	1.0	0.8	0.9

中医类医疗机构出院人数

Number of Inpatients in TCM Institutions

	2009	2010	2011	2012	2013
中医类总出院人数(万人) Total Inpatients in TCM Institutions(10000)	**1281.7**	**1447.2**	**1670.9**	**2022.2**	**2276.0**
中医类医院 Hospitals Specialized in TCM	1123.5	1275.7	1468.7	1798.9	2010.1
中医医院 TCM Hospitals	1026.1	1160.1	1341.3	1636.2	1815.7
中西医结合医院 Hospitals of Integrated Chinese and Western Medicine	76.2	91.3	98.3	129.0	154.1
民族医医院 Hospitals of Traditional Ethnic Medicine	21.2	24.3	29.1	33.7	40.2
中医类门诊部 Outpatient Departments Specialized in TCM	0.3	0.2	0.3	0.6	0.8
中医门诊部 TCM Outpatient Departments	0.2	0.2	0.1	0.3	0.5
中西医结合门诊部 Outpatient Departments of Integrated Chinese and Western	0.1	0.1	0.2	0.3	0.3
其他机构中医类临床科室 Clinical Department of TCM in Other Institutions	156.8	171.3	201.9	222.7	263.2
中医类出院人数占总出院人数的% Inpatients in TCM Institutions as % of Total Inpatients	9.7	10.3	11.0	11.4	11.9

其他机构中医类临床科室出院人数

Number of Inpatients in Clinical Department of TCM in Other Institutions

	2009	2010	2011	2012	2013
出院人数(万人) Number of Inpatients(10000)	**150.5**	**171.3**	**201.9**	**222.7**	**263.2**
综合医院 General Hospitals	94.5	112.9	135.8	130.8	154.6
专科医院 Specialized Hospitals	10.2	12.5	15.5	16.6	18.8
社区卫生服务中心(站) Community Health Centers (Stations)	4.8	4.3	5.1	6.9	7.9
乡镇卫生院 Township Health Centers	39.6	40.5	44.1	67.0	80.6
其他机构 Others	1.4	1.2	1.3	1.4	1.2
占同类机构出院人数的% As % of Inpatients in the Same Type of Institutions					
综合医院 General Hospitals	1.4	1.5	1.6	1.3	1.4
专科医院 Specialized Hospitals	1.6	1.7	1.8	1.7	1.7
社区卫生服务中心(站) Community Health Centers (Stations)	1.7	1.6	1.7	2.2	2.4
乡镇卫生院 Township Health Centers	1.0	1.1	1.3	1.7	2.1
其他机构 Others	0.2	0.2	0.2	0.1	0.1

公立中医医院病人医药费用

Medical Expense of Patients in Public TCM Hospitals

	次均门诊费用(元) Medical Expense per Visit (Yuan)	药费 Drug	人均住院费用(元) Medical Expense per Inpatient (Yuan)	药费 Drug
中医医院 TCM Hospitals				
2009	123.7	72.9	4457.8	2042.4
2010	137.1	82.2	4899.3	2238.0
2011	152.4	92.7	5281.0	2374.5
2012	165.5	101.1	5551.9	2463.2
2013	181.6	109.9	5990.8	2520.8
#三级医院 Third-level Hospitals				
2009	169.1	106.7	8291.1	3784.2
2010	185.6	119.7	8842.5	3960.2
2011	204.1	133.9	9124.7	4016.2
2012	213.5	140.1	9194.4	4007.3
2013	228.2	147.9	9518.3	3938.3
二级医院 Second-level Hospitals				
2009	105.4	58.8	3459.0	1594.6
2010	116.2	65.2	3660.3	1796.2
2011	126.2	71.1	4084.2	1870.0
2012	136.4	76.8	4271.2	1927.3
2013	144.3	78.9	4354.3	1868.7

六、药品供应保障
Drug Supply and Support

药品费用

Expenditure on Drugs

指标	2009	2010	2011	2012
药品总费用(亿元)	**7543.8**	**8835.9**	**9826.2**	**11860.5**
Total Expenditure on Drugs (100 Million Yuan)				
医疗机构药品费用	5798.5	6324.3	6978.6	8254.1
Expenditure on Drugs of Health Institutions				
门诊药品费用	3047.4	3270.3	3505.5	4082.7
Expenditure on Drugs for Outpatient Care				
住院药品费用	2751.1	3054.0	3473.1	4171.3
Expenditure on Drugs for Inpatient Care				
零售药品费用	1745.5	2511.6	2847.6	3606.4
Retailed Drug Expenditures				
人均药品费用(元)	**565.3**	**658.9**	**729.3**	**875.9**
Drug Expenditure per Capita (Yuan)				
药品费用占卫生总费用的%	**40.6**	**41.6**	**38.4**	**40.4**
Drug Expenditure as % of Total Health Expenditure				

资料来源：卫生总费用核算。

Source: Total health expenditure caculations.

医药工业主营业务收入（亿元）

Main Business Income of Pharmaceutical Industry (100 Million Yuan)

	2009	2010	2011	2012	2013
总计 Total	**9626**	**12073**	**15255**	**18297**	**21682**
化学原料药 Chemical Raw Medicines	1956	2438	3050	3325	3820
化学制剂 Chemicals	2770	3428	4105	4958	5731
中药饮片 Traditional Chinese Medicine Decoction Pieces	441	634	854	936	1259
中成药 Traditional Chinese Patent Medicines	1936	2474	3379	4131	5065
生物生化制品 Biomedical Products	1024	1261	1516	2153	2381
卫生材料 Hygienic Materials	510	623	921	1106	1398
制药器械 Pharmaceutical Equipments	57	73	76	104	138
医疗器械 Medical Devices	932	1141	1354	1584	1889

资料来源：《中国医药统计年报》。

Source: Annual Report on Pharmaceutical Statistics of China.

医药工业利润（亿元）

Profits of Pharmaceutical Industry (100 Million Yuan)

	2009	2010	2011	2012	2013
总计 Total	**1060**	**1407**	**1577**	**1988**	**2197**
化学原料药 Chemical Raw Medicines	174	236	248	267	285
化学制剂 Chemicals	328	424	442	566	639
中药饮片 Traditional Chinese Medicine Decoction Pieces	32	56	64	77	94
中成药 Traditional Chinese Patent Medicines	222	310	372	483	538
生物生化制品 Biomedical Products	140	187	207	278	282
卫生材料 Hygienic Materials	47	62	89	117	142
制药器械 Pharmaceutical Equipments	4	7	8	13	17
医疗器械 Medical Devices	112	125	146	188	199

资料来源：《中国医药统计年报》。

Source: Annual Report on Pharmaceutical Statistics of China.

药品生产经营企业数

Number of Drug Manufacturing and Trading Enterprises

指标	2009	2010	2011	2012
药品生产企业数(个) Drug Manufacturing Enterprises	4881	4678	4629	4747
药品经营企业数(个) Drug Trading Enterprises	404135	414840	440248	443125
药品批发企业数(个) Wholesale Enterprises of Drugs	13593	13463	13853	13721
药品零售企业数(个) Retail Enterprises of Drugs	390542	401379	426395	426830
零售连锁企业数(个) Retail Chain Enterprises	2149	2310	2607	3107
零售连锁企业门店数(个) Retail Chain Stores	135762	137073	146703	152580
零售单体药店数(个) Retail Monomer Drugstores	252631	261996	277085	271143

资料来源：国家食品药品监督管理总局统计公报。

Source: Statistical Report on National Food and Drug Administration.

七、基本医疗保障

Basic Medical Security

新型农村合作医疗情况

Statistics of New Rural Cooperative Medical Scheme

指标 Indicator	2005	2009	2010	2011	2012	2013
新农合县(区市)个数 Number of Counties Implementing NRCMS	678	2716	2678	2637	2566	2489
参合人口数(亿人) Number of Enrollees (100 Millions)	1.79	8.33	8.36	8.32	8.05	8.02
参合率(%) Enrollment Rate	75.7	94.0	96.0	97.5	98.3	98.7
当年筹资总额(亿元) Annual Fund Raised(100 Million Yuan)	75.4	944.4	1308.3	2047.6	2484.7	2972.5
人均筹资(元) Per Capita Premium (Yuan)	42.1	113.4	156.6	246.2	308.5	370.6
当年基金支出(亿元) Payout at Current Year(100 Million Yuan)	61.8	922.9	1187.8	1710.2	2408.0	2909.2
补偿受益人次(亿人次) Number of Beneficiaries from Reimbursement (100 Millions)	1.22	7.59	10.87	13.15	17.45	19.42

各地区新型农村合作医疗情况（2013年）

Statistics of New Rural Cooperative Medical Scheme by Region (2013)

地区 Region	参合人口数 Number of Enrollees (10000)	人均筹资(元) Per Capita Premium (Yuan)	补偿受益人次 Number of Beneficiaries from Reimbursement (10000)
总 计 Total	**80209.0**	**370.6**	**194218.8**
北 京 Beijing	254.4	893.9	562.9
河 北 Hebei	5146.4	346.2	13350.1
山 西 Shanxi	2193.7	346.6	4105.6
内蒙古 Inner Mongolia	1261.5	374.3	958.7
辽 宁 Liaoning	1977.1	354.0	2453.3
吉 林 Jilin	1344.3	362.8	665.0
黑龙江 Heilongjiang	1521.1	354.3	2457.2
上 海 Shanghai	104.7	1593.7	1683.4
江 苏 Jiangsu	4055.1	394.6	14449.2
浙 江 Zhejiang	2228.3	665.9	12714.2
安 徽 Anhui	5149.6	368.1	10382.2
福 建 Fujian	2492.1	350.2	1441.8
江 西 Jiangxi	3358.0	342.3	5114.6
山 东 Shandong	6378.8	361.5	24655.5

注：天津市和广东省实行城乡统筹的居民基本医疗保险制度。

Note: Urban & rural residents in Tianjin and Guangdong are covered by resident basic medical insurance.

续表 Continued

地区 Region	参合人口数 Number of Enrollees (10000)	人均筹资(元) Per Capita Premium (Yuan)	补偿受益人次 Number of Beneficiaries from Reimbursement (10000)
河 南 Henan	8119.5	352.9	27128.6
湖 北 Hubei	3925.3	365.1	14256.3
湖 南 Hunan	4729.7	350.6	6222.9
广 西 Guangxi	4078.9	344.2	5564.9
海 南 Hainan	490.4	348.3	1095.7
重 庆 Chongqing	2146.2	437.8	2243.1
四 川 Sichuan	6243.8	347.3	14698.6
贵 州 Guizhou	3214.0	334.0	5520.5
云 南 Yunnan	3250.5	346.0	10041.2
西 藏 Tibet	242.9	366.7	698.8
陕 西 Shaanxi	2550.3	374.7	4942.6
甘 肃 Gansu	1930.3	343.7	3884.3
青 海 Qinghai	362.7	471.4	300.9
宁 夏 Ningxia	356.9	434.8	831.9
新 疆 Xinjiang	1102.7	371.7	1795.1

城镇居民基本医疗保险情况

Statistics of Basic Medical Insurance of Urban Population

指标 Indicator	2005	2009	2010	2011	2012	2013
城镇职工基本医保 Basic Medical Insurance of Urban Employees						
参保人数(万人) Enrollees (10000)	13783	21937	23735	25227	26486	25487
在职职工 Employees	10022	16411	17791	18949	19861	
退休人员 Retirees	3761	5527	5944	6279	6624	
基金收入(亿元) Revenue(100 Million Yuan)	1405.3	3672.0	3955.4	4945.0	6061.9	
基金支出(亿元) Payout(100 Million Yuan)	1078.7	2797.0	3271.6	4018.3	4868.5	
累计结存(亿元) Balance at Year-End (100 Million Yuan)	1278.1	4276.0	4741.2	5683.2	6884.2	6407.6
城镇居民基本医保参保人数(万人) Enrollees of Basic Medical Insurance of Urban Residents (10000)	–	18210	19528	22116	27156	29906

资料来源：《中国统计年鉴》, 2013年数系医改监测数。

Source: China Statistical Yearbook，data for 2013 are from Health System Reform Monitoring.

居民社会医疗保险构成（%）

Components of Social Medical Insurance (%)

项目 Item	合计 Total		城市 Urban		农村 Rural	
	2008	2013	2008	2013	2008	2013
城镇职工基本医保 UEBMI	13	21	44	38	2	5
公费医疗 Publicly Funded Free Medical Care	1		3		0	
城镇居民基本医保 URBMI	4	9	12	16	1	3
新农合 NRCMS	69	49	10	25	90	72
城乡居民合作医疗 URRCMS	-	16	-	14	-	18
其他社会医保 Social Medical Insurance	1	0	3	1	0	0
无医保 No Medical Insurance	13	4	28	6	7	3

资料来源：2008、2013年国家卫生服务调查。

Source: National Health Services Survey in 2008 and 2013.

城乡医疗救助情况

Statistics of Medical Aid in Urban and Rural Areas

指标 Indicator	2005	2009	2010	2011	2012	2013
医疗救助人次(万次) Beneficiaries of Medical Aid (10000)	**970**	**6295**	**7556**	**8519**	**8051**	**7427**
城镇居民 Urban	115	1506	1921	2222	2077	1835
农村居民 Rural	855	4789	5635	6297	5974	5592
医疗救助支出(亿元) Payments of Medical Aid (100 Million Yuan)	**11.0**	**97.2**	**133**	**187.6**	**203.8**	**177.8**
城镇居民 Urban	3.2	37.3	49.5	67.6	70.9	57.1
农村居民 Rural	7.8	59.9	83.5	120	132.9	120.7

注：本表系政府医疗救助数（不含社会医疗救助）。

Note: Figures of this table areof government medical aid, social medical aids are excluded.

八、卫生资源

Health Resources

卫生总费用

Total Health Expenditure

指标 Indictor	2005	2009	2010	2011	2012	2013
卫生总费用(亿元) THE (100 Million Yuan)	**8659.9**	**17541.9**	**19980.4**	**24345.9**	**28119.0**	**31661.5**
政府卫生支出 Government Health Expenditure	1552.5	4816.3	5732.5	7464.2	8432.0	9521.4
社会卫生支出 Social Health Expenditure	2586.4	6154.5	7196.6	8416.5	10030.7	11413.4
个人卫生现金支出 Out-of-Pocket Health Expenditure	4521.0	6571.2	7051.3	8465.3	9656.3	10726.8
卫生总费用构成(%) Percentage of THE	**100.0**	**100.0**	**100.0**	**100.0**	**100.0**	**100.0**
政府卫生支出 Government Health Expenditure	17.9	27.5	28.7	30.7	30.0	30.1
社会卫生支出 Social Health Expenditure	29.9	35.1	36.0	34.6	35.7	36.0
个人卫生现金支出 Out-of-Pocket Health Expenditure	52.2	37.5	35.3	34.8	34.3	33.9
卫生总费用占GDP% THE as % of GDP	**4.68**	**5.15**	**4.98**	**5.15**	**5.41**	**5.57**
人均卫生费用(元) Per Capita THE	**662.3**	**1314.3**	**1490.1**	**1807.0**	**2076.7**	**2326.8**
城市 Urban	1126.4	2176.6	2315.5	2697.5	2999.3	
农村 Rural	315.8	562.0	666.3	879.4	1064.8	
卫生消费弹性系数 Health Elasticity Coefficient	**0.87**	**2.32**	**0.65**	**1.41**	**1.73**	

注: ①本表系卫生总费用核算数, 2013年系初步核算数; ②按当年价格计算。

Note: ① Figures for total health expenditure are estimates, figures for that of 2013 are preliminary calculation; ②Expenditures are calculated at current prices.

各地区卫生总费用（2012年）

Total Health Expenditure by Region (2012)

地区 Region	卫生总费用(亿元) Total Health Expenditure (100 Million Yuan)	构成(%) Percentage			卫生总费用占地区生产总值% THE as % of Gross Regional Product	人均卫生费用(元) Per Capita THE (Yuan)
		政府卫生支出 Government Health Expenditure	社会卫生支出 Social Health Expenditure	个人卫生现金支出 Out-of-Pocket Health Expenditure		
总计 Total	**28119.0**	**30.0**	**35.7**	**34.3**	**5.4**	**2076.7**
北京 Beijing	1190.0	26.9	50.5	22.6	6.7	5750.8
天津 Tianjin	479.8	25.2	38.4	36.4	3.7	3394.9
河北 Hebei	1248.1	29.5	28.3	42.2	4.7	1712.7
山西 Shanxi	665.0	31.1	33.5	35.4	5.5	1841.8
内蒙古 Inner Mongolia	619.0	33.0	28.3	38.7	3.9	2486.2
辽宁 Liaoning	1012.0	23.0	37.8	39.2	4.1	2305.7
吉林 Jilin	648.0	26.9	27.4	45.7	5.4	2355.9
黑龙江 Heilongjia	823.7	23.2	34.0	42.8	6.0	2148.5
上海 Shanghai	1092.4	21.3	59.2	19.5	5.4	4588.9
江苏 Jiangsu	1892.0	25.6	45.6	28.8	3.5	2388.9
浙江 Zhejiang	1543.7	22.2	44.7	33.2	4.5	2818.5
安徽 Anhui	1112.0	32.9	27.1	40.1	6.5	1857.1
福建 Fujian	678.2	32.9	38.8	28.3	3.4	1809.5
江西 Jiangxi	658.2	40.9	26.6	32.5	5.1	1461.5
山东 Shandong	1928.9	25.8	37.7	36.5	3.9	1991.7

续表 Continued

地区 Region	卫生总费用(亿元) Total Health Expenditure (100 Million Yuan)	构成(%) Percentage			卫生总费用占地区生产总值% THE as % of Gross Regional Product	人均卫生费用(元) Per Capita THE (Yuan)
		政府卫生支出 Government Health Expenditure	社会卫生支出 Social Health Expenditure	个人卫生现金支出 Out-of-Pocket Health Expenditure		
河 南 Henan	1517.6	32.3	25.2	42.6	5.1	1613.5
湖 北 Hubei	1094.0	28.0	30.7	41.3	4.9	1893.0
湖 南 Hunan	1075.7	31.5	28.4	40.1	4.9	1620.3
广 东 Guangdong	2185.3	26.9	39.3	33.9	3.8	2062.8
广 西 Guangxi	782.5	36.6	30.1	33.3	6.0	1671.2
海 南 Hainan	180.3	37.1	33.0	30.0	6.3	2034.0
重 庆 Chongqing	621.5	31.5	33.0	35.6	5.5	2110.5
四 川 Sichuan	1405.9	33.7	33.2	33.1	5.9	1740.8
贵 州 Guizhou	480.2	50.5	20.4	29.1	7.0	1378.4
云 南 Yunnan	757.7	38.0	28.0	34.0	7.4	1626.3
西 藏 Xizang	64.0	68.0	24.7	7.4	9.1	2079.5
陕 西 Shaanxi	860.5	29.9	32.1	38.0	6.0	2292.9
甘 肃 Gansu	444.7	38.0	25.6	36.4	7.9	1725.4
青 海 Qinghai	142.5	43.3	29.7	27.0	7.5	2486.0
宁 夏 Ningxia	135.0	38.4	27.0	34.6	5.8	2085.9
新 疆 Xinjiang	566.3	33.6	39.6	26.9	7.6	2536.3

医疗卫生机构数

Number of Health Care Institutions

机构名称 Institution	2005	2009	2010	2011	2012	2013
总计 Total	**882206**	**916571**	**936927**	**954389**	**950297**	**974398**
医院 Hospitals	18703	20291	20918	21979	23170	24709
基层医疗卫生机构 Grass-roots Health Care Institutions	849488	882153	901709	918003	912620	915368
专业公共卫生机构 Specialized Public Health Institutions	11177	11665	11835	11926	12083	31155
其他机构 Other Health Care Institutions	2838	2462	2465	2481	2424	3166
总计中：						
非公医疗卫生机构 Non-Public Health Care Institutions	–	**455825**	**447995**	**456994**	**447034**	**439351**
#医院 Hospitals	–	6240	7068	8440	9786	11313
基层医疗卫生机构 Grass-roots Health Care Institutions	–	449350	440782	448379	437076	427566

各地区医疗卫生机构数（2013年）

Number of Health Care Institutions by Region (2013)

地区 Region	合计 Total	医院 Hospitals	基层医疗卫生机构 Grass-roots Health Care Institutions	专业公共卫生机构 Specialized Public Health Institutions	其他机构 Others
总计 Total	**974398**	**24709**	**915368**	**31155**	**3166**
东部 Eastern	350906	9500	331092	8747	1567
中部 Central	314415	7309	295519	10622	965
西部 Western	309077	7900	288757	11786	634
北京 Beijing	9683	596	8857	118	112
天津 Tianjin	4689	333	4209	96	51
河北 Hebei	78485	1268	75178	1689	350
山西 Shanxi	40281	1219	38529	462	71
内蒙古 Inner Mongolia	23257	566	21984	629	78
辽宁 Liaoning	35612	905	33521	1035	151
吉林 Jilin	19913	576	18968	293	76
黑龙江 Heilongjiang	21369	993	18883	1433	60
上海 Shanghai	4929	328	4439	116	46
江苏 Jiangsu	30998	1490	28815	466	227
浙江 Zhejiang	30063	843	28655	396	169
安徽 Anhui	24645	938	21872	1748	87
福建 Fujian	28175	541	26151	1406	77

续表 Continued

地 区 Region	合计 Total	医院 Hospitals	基层医疗卫生机构 Grass-roots Health Care Institutions	专业公共卫生机构 Specialized Public Health Institutions	其他机构 Others
江 西 Jiangxi	38902	548	37425	823	106
山 东 Shandong	75426	1783	72108	1338	197
河 南 Henan	71464	1402	67281	2472	309
湖 北 Hubei	35631	711	34042	779	99
湖 南 Hunan	62210	922	58519	2612	157
广 东 Guangdong	47835	1222	44470	1965	178
广 西 Guangxi	33943	476	32117	1288	62
海 南 Hainan	5011	191	4689	122	9
重 庆 Chongqing	18926	531	18025	350	20
四 川 Sichuan	80037	1716	75161	2969	191
贵 州 Guizhou	29177	991	26657	1498	31
云 南 Yunnan	24264	997	21913	1294	60
西 藏 Tibet	6725	106	6479	138	2
陕 西 Shaanxi	37137	937	34118	1962	120
甘 肃 Gansu	26697	419	25514	718	46
青 海 Qinghai	6020	145	5701	170	4
宁 夏 Ningxia	4231	156	3898	165	12
新 疆 Xinjiang	18663	860	17190	605	8

医院数

Number of Hospitals

机构名称 Institution	2005	2009	2010	2011	2012	2013
总计 Total	**18703**	**20291**	**20918**	**21979**	**23170**	**24709**
按经济类型分 By Ownership						
公立医院 Public Hospitals	15483	14051	13850	13539	13384	13396
民营医院 Non-public Hospitals	3220	6240	7068	8440	9786	11313
按医院等级分 By Level						
#三级医院 Third-level Hospitals	946	1233	1284	1399	1624	1787
二级医院 Second-level Hospitals	5156	6523	6472	6468	6566	6709
一级医院 First-level Hospitals	2714	5110	5271	5636	5962	6473
按类别分 By Category						
#综合医院 General Hospitals	12982	13364	13681	14328	15021	15887
中医医院 TCM Hospitals	2620	2728	2778	2831	2889	3015
专科医院 Specialized Hospitals	2682	3716	3956	4283	4665	5127

分等级医院数（2013年）

Number of Hospitals by Grade (2013)

	医院 Hospitals	综合医院 General Hospitals	中医院 TCM Hospitals	专科医院 Specialized Hospitals
总计 Total	**24709**	**15887**	**3015**	**5127**
三级医院 Third-Level Hospitals	1787	1043	323	373
#甲等 1st Class Hospitals	1079	610	248	182
乙等 2nd Class Hospitals	363	254	69	34
丙等 3rd Class Hospitals	33	25	1	7
二级医院 Second-Level Hospitals	6709	4171	1619	769
#甲等 1st Class Hospitals	3779	2472	1013	233
乙等 2nd Class Hospitals	1739	1126	415	151
丙等 3rd Class Hospitals	80	54	6	15
一级医院 First-Level Hospitals	6473	4999	351	980
未定级医院 Other Hospitals	9740	5674	722	3005

按床位数分组医院数（个）

Number of Hospitals by Grouping of Beds

	2005	2009	2010	2011	2012	2013
医院合计 Total Hospitals	**18703**	**20291**	**20918**	**21979**	**23170**	**24709**
<100张(Bed)	11156	12083	12394	13137	13814	14798
100～199张(Bed)	3746	3479	3496	3425	3488	3647
200～499张(Bed)	2777	3133	3241	3402	3508	3624
500～799张(Bed)	740	1008	1069	1158	1301	1428
≥800张(Bed)	284	588	718	857	1059	1212
#综合医院 General Hospitals	12982	13364	13681	14328	15021	15887
<100张(Bed)	7524	7792	7981	8480	8939	9563
100～199张(Bed)	2526	2126	2086	2022	2056	2114
200～499张(Bed)	2060	2165	2203	2250	2211	2198
500～799张(Bed)	620	783	802	849	931	1007
≥800张(Bed)	252	498	609	727	884	1005
中医医院 TCM Hospitals	2620	2728	2778	2831	2889	3015
<100张(Bed)	1483	1295	1246	1220	1159	1171
100～199张(Bed)	773	822	841	790	748	739
200～499张(Bed)	317	499	557	649	762	834
500～799张(Bed)	37	80	97	127	152	186
≥800张(Bed)	10	32	37	45	68	85

各地区医院数（2013年）

Number of Hospitals by Region (2013)

地区 Region	合计 Total	按经济类型分 by Ownership		按医院等级分 by Level		
		公立医院 Public Hospitals	民营医院 Non-public Hospitals	三级医院 Third-level Hospitals	二级医院 Second-level Hospitals	一级医院 First-level Hospitals
总 计 Total	**24709**	**13396**	**11313**	**1787**	**6709**	**6473**
东 部 Eastern	9500	4942	4558	854	2368	2704
中 部 Central	7309	4406	2903	490	2202	2001
西 部 Western	7900	4048	3852	443	2139	1768
北 京 Beijing	596	244	352	65	102	354
天 津 Tianjin	333	157	176	38	50	143
河 北 Hebei	1268	766	502	59	411	420
山 西 Shanxi	1219	683	536	49	262	201
内蒙古 Inner Mongolia	566	370	196	49	214	173
辽 宁 Liaoning	905	586	319	111	258	291
吉 林 Jilin	576	339	237	43	197	84
黑龙江 Heilongjiang	993	692	301	80	323	315
上 海 Shanghai	328	174	154	44	107	11
江 苏 Jiangsu	1490	529	961	120	324	638
浙 江 Zhejiang	843	427	416	116	216	22
安 徽 Anhui	938	406	532	42	274	364
福 建 Fujian	541	260	281	60	150	74

续表 Continued

地区 Region	合计 Total	按经济类型分 by Ownership		按医院等级分 by Level		
		公立医院 Public Hospitals	民营医院 Non-public Hospitals	三级医院 Third-level Hospitals	二级医院 Second-level Hospitals	一级医院 First-level Hospitals
江 西 Jiangxi	548	370	178	52	186	67
山 东 Shandong	1783	866	917	110	419	519
河 南 Henan	1402	911	491	86	428	589
湖 北 Hubei	711	452	259	82	251	153
湖 南 Hunan	922	553	369	56	281	228
广 东 Guangdong	1222	773	449	120	306	207
广 西 Guangxi	476	334	142	54	172	73
海 南 Hainan	191	160	31	11	25	25
重 庆 Chongqing	531	283	248	22	107	101
四 川 Sichuan	1716	725	991	96	425	195
贵 州 Guizhou	991	303	688	45	165	311
云 南 Yunnan	997	416	581	51	250	125
西 藏 Tibet	106	98	8	2	12	44
陕 西 Shaanxi	937	547	390	48	270	165
甘 肃 Gansu	419	306	113	37	166	19
青 海 Qinghai	145	117	28	14	77	2
宁 夏 Ningxia	156	72	84	5	59	39
新 疆 Xinjiang	860	477	383	20	222	521

基层医疗卫生机构数（个）

Number of Grass-roots Health Care Institutions

机构名称 Institution	2005	2009	2010	2011	2012	2013
总计 Total	**849488**	**882153**	**901709**	**918003**	**912620**	**915368**
社区卫生服务中心 Community Health Centers	1382	5216	6903	7861	8182	8488
#政府办 Government-run	691	3126	5900	6569	6500	6051
社区卫生服务站 Community Health Stations	15746	22092	25836	24999	25380	25477
#政府办 Government-run	–	6903	12490	13252	13079	12587
街道卫生院 Sub-district Health Centers	787	1152	929	667	610	593
乡镇卫生院 Township Health Centers	40907	38475	37836	37295	37097	37015
#政府办 Government-run	40003	37333	37217	36850	36667	36593
村卫生室 Village Clinics	583209	632770	648424	662894	653419	648619
门诊部 Outpatient Departments	5895	7639	8291	9218	10134	11126
诊所(医务室) Clinics	201562	174809	173490	175069	177798	184050

各地区基层医疗卫生机构数（2013年）

Number of Grass-roots Health Care Institutions by Region (2013)

地 区 Region	合计 Total	社区服务中心(站) Community Health Centers (Stations)	乡镇卫生院 Township Health Centers	村卫生室 Village Clinics	门诊部(所) Clinics
总 计 Total	**915368**	**33965**	**37015**	**648619**	**195176**
东 部 Eastern	331092	20178	9353	221522	79995
中 部 Central	295519	7665	11472	225018	50851
西 部 Western	288757	6122	16190	202079	64330
北 京 Beijing	8857	1871	–	2888	4098
天 津 Tianjin	4209	563	148	2247	1250
河 北 Hebei	75178	1115	1960	62311	9792
山 西 Shanxi	38529	814	1201	28241	7809
内蒙古 Inner Mongolia	21984	1148	1329	14028	5476
辽 宁 Liaoning	33521	1136	1014	20006	11351
吉 林 Jilin	18968	361	775	11527	6305
黑龙江 Heilongjiang	18883	774	996	11778	5331
上 海 Shanghai	4439	1009	–	1342	2088
江 苏 Jiangsu	28815	2747	1064	15575	9427
浙 江 Zhejiang	28655	6263	1141	12504	8741
安 徽 Anhui	21872	1942	1387	15310	3232
福 建 Fujian	26151	533	880	19408	5330

续表 Continued

地 区 Region	合计 Total	社区服务中心(站) Community Health Centers (Stations)	乡镇卫生院 Township Health Centers	村卫生室 Village Clinics	门诊部(所) Clinics
江 西 Jiangxi	37425	607	1591	31337	3885
山 东 Shandong	72108	2308	1643	53773	14384
河 南 Henan	67281	1281	2068	56955	6976
湖 北 Hubei	34042	1231	1152	24941	6682
湖 南 Hunan	58519	655	2302	44929	10631
广 东 Guangdong	44470	2489	1204	28767	11989
广 西 Guangxi	32117	261	1279	21852	8725
海 南 Hainan	4689	144	299	2701	1545
重 庆 Chongqing	18025	493	960	11009	5552
四 川 Sichuan	75161	907	4594	55165	14494
贵 州 Guizhou	26657	566	1430	21219	3434
云 南 Yunnan	21913	457	1379	13341	6736
西 藏 Tibet	6479	9	677	5313	480
陕 西 Shaanxi	34118	583	1603	26018	5904
甘 肃 Gansu	25514	615	1382	16752	6762
青 海 Qinghai	5701	177	405	4354	765
宁 夏 Ningxia	3898	112	228	2461	1097
新 疆 Xinjiang	17190	794	924	10567	4905

中医类医疗卫生机构数（个）
Number of TCM Institutions

机构名称 Institution	2009	2010	2011	2012	2013
总计 Total	**34902**	**36714**	**38224**	**39382**	**41966**
中医类医院 Hospitals Specialized in	3164	3232	3308	3409	3590
中医医院 TCM Hospitals	2728	2778	2831	2889	3015
中西医结合医院 Hospitals of Integrated Chinese and Western Medicine	245	256	277	312	358
民族医医院 Hospitals of Traditional Ethnic Medicine	191	198	200	208	217
中医类门诊部 Outpatient Departments Specialized in TCM	866	937	1113	1218	1283
中医门诊部 TCM Outpatient Departments	681	734	848	910	991
中西医结合门诊部 Outpatient Departments of Integrated Chinese and Western Medicine	176	192	253	297	279
民族医门诊部 Outpatient Departments of Traditional Ethnic Medicine	9	11	12	11	13
中医类诊所 Clinics Specialized in TCM	30823	32496	33756	34707	37045
中医诊所 TCM Clinics	23593	24978	26115	27209	29335
中西医结合诊所 Clinics of Integrated Chinese and Western Medicine	6930	7159	7248	7088	7286
民族医诊所 Clinics of Traditional Ethnic Medicine	300	359	393	410	424
中医类研究机构 Institutions Specialized in TCM Research	49	49	47	48	48
中医(药)研究院(所) TCM Institutions	37	36	34	35	35
中西医结合研究所 Institutions of Integrated Chinese and Western Medicine	2	3	3	3	3
民族医(药)学研究所 Institutions of Traditional Ethnic Medicine	10	10	10	10	10

提供中医服务的基层医疗卫生机构数

Grass-roots Health Care Institutions Providing TCM Services

	2009	2010	2011	2012	2013
提供中医服务的基层医疗卫生机构数(个)	**201480**	**213907**	**220305**	**226061**	**231684**
Grass-roots Health Care Institutions Providing TCM Services					
社区卫生服务中心	2335	3283	3821	4153	4483
Community Health Centers					
社区卫生服务站	3321	4080	4236	4383	4745
Community Health Stations					
乡镇卫生院	19844	20854	21163	21940	22745
Township Health Centers					
村卫生室	175980	185690	191085	195585	199711
Village Clinics					
占同类机构总数的%					
As % of the Same Type of Institution					
社区卫生服务中心	80.0	80.6	79.6	80.8	82.5
Community Health Centers					
社区卫生服务站	45.0	46.3	47.9	48.0	51.3
Community Health Stations					
乡镇卫生院	56.3	57.3	58.8	61.2	63.6
Township Health Centers					
村卫生室	30.5	31.3	31.8	32.8	33.6
Village Clinics					

注：①本表按配备中医类别执业(助理)医师的社区卫生服务中心(站)、乡镇卫生院数及以中医、中西医结合、民族医为主的村卫生室统计；②本表不含分支机构。

专业公共卫生机构数（个）

Number of Specialized Public Health Institutions

机构名称 Institution	2005	2009	2010	2011	2012	2013
总计 Total	**11177**	**11665**	**11835**	**11926**	**12083**	**31155**
疾病预防控制中心 CDC	3585	3536	3513	3484	3490	3516
专科疾病防治机构 Specialized Disease Prevention & Treatment Institutions	1502	1291	1274	1294	1289	1271
健康教育机构 Health Education Institutions	134	137	139	147	160	169
妇幼保健机构 MCH Institutions	3021	3020	3025	3036	3044	3144
急救中心(站) Emergency Centers (First-Aid Stations)	141	245	245	270	295	312
采供血机构 Institutions for Blood Gathering and Supplying	577	526	530	525	531	538
卫生监督机构 Health Inspection Institutions	1702	2809	2992	3022	3088	2967
计划生育技术服务机构 Institutions for Family Planning Services	515	101	117	148	186	19238

注：①2013年另有22个疾控中心承担卫生监督职责；②2013年起增加原计生部门主管的计划生育技术服务机构。

各地区专业公共卫生机构数（2013年）

Number of Specialized Public Health Institutions by Region (2013)

地区 Region	合计 Total	疾病预防控制中心 CDC	专科疾病防治机构 Specialized Disease Prevention & Treatment Institutions	妇幼保健机构 MCH Institutions	卫生监督机构 Health Inspection Institutions
总计 Total	**31155**	**3516**	**1271**	**3144**	**2967**
东 部 Eastern	8747	1064	550	1034	889
中 部 Central	10622	1109	517	986	929
西 部 Western	11786	1343	204	1124	1149
北 京 Beijing	118	32	27	19	18
天 津 Tianjin	96	24	17	23	20
河 北 Hebei	1689	194	9	265	191
山 西 Shanxi	462	134	8	132	131
内蒙古 Inner Mongolia	629	119	53	116	110
辽 宁 Liaoning	1035	128	87	110	86
吉 林 Jilin	293	94	51	68	36
黑龙江 Heilongjiang	1433	174	113	148	131
上 海 Shanghai	116	20	19	21	18
江 苏 Jiangsu	466	124	45	109	113
浙 江 Zhejiang	396	100	25	87	106
安 徽 Anhui	1748	120	50	121	113
福 建 Fujian	1406	96	25	88	86

续表 Continued

地 区 Region	合计 Total	疾病预防控制中心 CDC	专科疾病防治机构 Specialized Disease Prevention & Treatment Institutions	妇幼保健机构 MCH Institutions	卫生监督机构 Health Inspection Institutions
江 西 Jiangxi	823	147	111	112	109
山 东 Shandong	1338	182	133	160	103
河 南 Henan	2472	180	22	165	176
湖 北 Hubei	779	113	75	101	102
湖 南 Hunan	2612	147	87	139	131
广 东 Guangdong	1965	136	140	128	124
广 西 Guangxi	1288	109	40	104	110
海 南 Hainan	122	28	23	24	24
重 庆 Chongqing	350	42	16	40	39
四 川 Sichuan	2969	207	35	202	204
贵 州 Guizhou	1498	101	10	98	100
云 南 Yunnan	1294	150	31	147	142
西 藏 Tibet	138	82	0	54	1
陕 西 Shaanxi	1962	120	6	118	118
甘 肃 Gansu	718	103	7	106	87
青 海 Qinghai	170	56	1	24	55
宁 夏 Ningxia	165	25	0	23	24
新 疆 Xinjiang	605	229	5	92	159

医疗卫生机构床位数（万张）

Number of Beds in Health Care Institutions (10000)

	2005	2009	2010	2011	2012	2013
总计 Total	**335.1**	**441.7**	**478.7**	**516.0**	**572.5**	**618.2**
医院 Hospitals	244.5	312.1	338.7	370.5	416.1	457.9
基层医疗卫生机构 Grass-roots Health Care Institutions	72.6	110.0	119.2	123.4	132.4	135.0
专业公共卫生机构 Specialized Public Health Institutions	12.8	15.4	16.5	17.8	19.8	21.5
其他机构 Other Health Care Institutions	5.2	4.2	4.3	4.3	4.1	3.9
总计中：						
非公医疗卫生机构 Non-public Health Care Institutions	–	**37.4**	**41.2**	**50.1**	**63.5**	**75.5**
#医院 Hospitals	–	32.8	37.4	46.1	58.2	71.3
基层医疗卫生机构 Grass-roots Health Care Institutions	–	4.4	3.8	3.8	5.1	3.9

各地区医疗卫生机构床位数（2013年）

Number of Beds in Health Care Institutions by Region (2013)

地区 Region	床位总数(张) Number of Beds	医院 Hospitals	公立医院 Public Hospitals	每千人口医疗卫生机构床位数 Beds per 1000 Population
总计 Total	**6181891**	**4578601**	**3865385**	**4.55**
东部 Eastern	2476121	1917233	1613150	4.41
中部 Central	1937375	1394080	1214281	4.54
西部 Western	1768395	1267288	1037954	4.83
北京 Beijing	104011	96558	78618	4.92
天津 Tianjin	57743	49071	41141	3.92
河北 Hebei	303497	220423	191466	4.14
山西 Shanxi	172620	128294	109185	4.76
内蒙古 Inner Mongolia	120065	91604	81692	4.81
辽宁 Liaonin	241860	197453	174052	5.51
吉林 Jilin	133245	106342	90656	4.84
黑龙江 Heilongjiang	189183	151349	135206	4.93
上海 Shanghai	114314	94722	85571	4.73
江苏 Jiangsu	368287	286183	212582	4.64
浙江 Zhejiang	230056	197096	166363	4.18
安徽 Anhui	235959	171508	135721	3.91
福建 Fujian	156149	114849	99078	4.14

续表 Continued

地 区 Region	床位总数(张) Number of Beds	医院 Hospitals	公立医院 Public Hospitals	每千人口医疗卫生机构床位数 Beds per 1000 Population
江 西 Jiangxi	174299	114782	101294	3.85
山 东 Shandong	489737	342104	285247	5.03
河 南 Henan	429810	306546	271748	4.57
湖 北 Hubei	288169	200220	179876	4.97
湖 南 Hunan	314090	215039	190595	4.69
广 东 Guangdong	378367	294219	255527	3.55
广 西 Guangxi	187216	118475	111192	3.97
海 南 Hainan	32100	24555	23505	3.59
重 庆 Chongqing	147436	99056	80289	4.96
四 川 Sichuan	426635	289242	222129	5.26
贵 州 Guizhou	166724	120418	81884	4.76
云 南 Yunnan	210125	156074	117555	4.48
西 藏 Tibet	11003	7262	6670	3.53
陕 西 Shaanxi	185139	142093	120025	4.92
甘 肃 Gansu	116064	84511	78164	4.49
青 海 Qinghai	29529	23580	21541	5.11
宁 夏 Ningxia	31134	27076	22990	4.76
新 疆 Xinjiang	137325	107897	93823	6.06

医院床位数（万张）

Number of Beds in Hospitals (10000)

	2005	2009	2010	2011	2012	2013
总计 Total	**244.5**	**312.1**	**338.7**	**370.5**	**416.1**	**457.9**
按经济类型分 By Ownership						
公立医院 Public Hospitals	230.1	279.3	301.4	324.4	357.9	386.5
民营医院 Non-public Hospitals	14.4	32.8	37.4	46.1	58.2	71.3
按医院等级分 By Hospital-level						
#三级医院 Third-level Hospitals	59.4	94.6	106.5	122.4	147.0	167.0
二级医院 Second-level Hospitals	96.4	150.8	160.1	171.0	182.7	195.2
一级医院 First-level Hospitals	12.9	24.3	25.7	27.7	31.3	35.0
按类别分 By Category						
#综合医院 General Hospitals	183.5	227.1	245.0	267.1	298.0	325.5
中医医院 TCM Hospitals	28.8	38.6	42.4	47.7	54.8	60.9
专科医院 Specialized Hospitals	29.2	41.7	45.9	49.6	55.7	62.1

医院分科床位数及构成

Number & Percentage of Hospital Beds by Department

分科 Department	实有数(张) Number of Beds			构成 (%)		
	2005	2010	2013	2005	2010	2013
总计 Total	**2445012**	**3387437**	**4578601**	**100.0**	**100.0**	**100.0**
内科 Internal Medical Department	602268	822981	1143582	24.7	24.3	25.0
外科 Surgical Department	585685	698934	976029	24.0	20.6	21.3
儿科 Pediatric Department	135903	186880	256707	5.6	5.5	5.6
妇产科 Obs. & Gyn. Department	202166	286583	378339	8.3	8.5	8.3
眼科 Ophthalmologic Department	47149	61776	79917	1.9	1.8	1.7
耳鼻咽喉科 ENT Department	36369	48836	66337	1.5	1.4	1.4
口腔科 Stomatologic Department	16078	17904	24071	0.7	0.5	0.5
精神科 Psychiatric Department	130789	197319	261814	5.4	5.8	5.7
传染科 Infectious Disease Department	80643	96283	113677	3.3	2.8	2.5
结核病科 Tuberculosis Department	18103	19670	21360	0.7	0.6	0.5
肿瘤科 Oncology Department	69764	122215	168955	2.9	3.6	3.7
中医科 TCM Department	314536	451859	659122	12.9	13.3	14.4
其他 Others	205559	376197	428691	8.4	11.1	9.4

基层医疗卫生机构床位数（张）

Number of Beds in Grass-roots Health Care Institutions(Bed)

	2005	2009	2010	2011	2012	2013
总计 Total	**725732**	**1099791**	**1192242**	**1233721**	**1324270**	**1349908**
社区卫生服务中心 Community Health Centers	25018	101448	137628	157322	163556	167998
#政府办 Government-run	20882	75881	116569	129902	130291	132352
社区卫生服务站 Community Health Stations	–	29811	31186	29810	39654	26243
#政府办 Government-run	–	9368	9663	7362	6324	4791
街道卫生院 Sub-district Health Centers	11678	26465	19746	10961	10552	9587
乡镇卫生院 Township Health Centers	678240	933424	994329	1026251	1099262	1136492
#政府办 Government-run	661441	909065	978983	1014312	1087286	1125098
门诊部 Outpatient Departments	10796	8514	9233	9258	11116	9245

中医类医疗机构床位数（张）

Number of Beds in TCM Institutions (Bed)

机构名称 Institution	2009	2010	2011	2012	2013
总计 Total	**495605**	**548726**	**618205**	**705795**	**794160**
中医类医院 Hospitals Specialized in TCM	426930	471289	529349	612777	686793
中医医院 TCM Hospitals	385612	424244	477078	547967	608843
中西医结合医院 Hospitals of Integrated Chinese & Western Medicine	31015	35234	38787	49844	58774
民族医医院 Hospitals of Traditional Ethnic Medicine	10303	11811	13484	14966	19176
中医类门诊部 Outpatient Departments Specialized in TCM	533	596	622	805	807
中医门诊部 TCM Outpatient Departments	395	407	427	423	490
中西医结合门诊部 Outpatient Departments of Integrated Chinese & Western	134	185	191	363	289
民族医门诊部 Outpatient Departments of Traditional Ethnic Medicine	4	4	4	19	28
其他中医类临床科室 Other Clinical Department of TCM	68142	76841	88234	92213	106560

注：中医类临床科室包括中医科各专业、中西医结合科、民族医学科。

Note: Clinical Departments of TCM include departments of TCM,Integrated Chinese and Western Medicine,and traditional ethnic medicine.

卫生人员数（万人）

Number of Health Personnel (10000)

指标 Indictor	2005	2009	2010	2011	2012	2013
总计 Total	**644.7**	**778.1**	**820.8**	**861.6**	**911.6**	**979.0**
卫生技术人员 Health Technical Personnel	456.4	553.5	587.6	620.3	667.6	721.1
执业(助理)医师 Physicians & Physician Assistants	204.2	232.9	241.3	246.6	261.6	279.5
#执业医师 Physicians	162.3	190.5	197.3	202.0	213.9	228.6
注册护士 Registered Nurses	135.0	185.5	204.8	224.4	249.7	278.3
药剂师(士) Pharmacists	31.1	34.2	35.4	36.4	37.7	39.6
技师(士) Laboratory Technicians	26.9	32.3	33.9	34.8	36.4	38.8
其他 Other Health Technical Personnel	59.3	68.6	72.2	78.1	81.2	84.9
乡村医生和卫生员 Village Doctors & Assistants	91.7	105.1	109.2	112.6	109.4	108.1
#乡村医生 Village Doctors	86.4	99.5	103.2	106.1	102.3	100.5
其他技术人员 Other Technical Personnel	22.6	27.5	29.0	30.6	31.9	36.0
管理人员 Administrative Staffs	31.3	36.3	37.1	37.5	37.3	42.1
工勤技能人员 Logistics Technical Workers	42.8	55.8	57.9	60.6	65.4	71.8

注: ①2009年起，卫生人员包括返聘本单位半年以上人员；②卫生技术人员包括取得“卫生监督员证书”的公务员。以下各表同。

Note: ①Health personnel re-employed for more than six months are included since 2008; ②Health technical personnel include sanitation supervisors in public servants.The same applies to the related tables following.

各地区卫生人员数（2013年）

Number of Health Personnel by Region (2013)

地 区 Region	人员数 Personnel	卫生技术人员 Health Technical Personnel	执业(助理)医师 Physicians & Physician Assistants	注册护士 Registered Nurses
总 计 Total	**9790483**	**7210578**	**2794754**	**2783121**
东 部 Eastern	4223282	3207385	1259952	1261859
中 部 Central	2956498	2101505	824551	813252
西 部 Western	2600703	1891688	710251	708010
北 京 Beijing	263146	203741	77114	83879
天 津 Tianjin	106527	81083	32059	29715
河 北 Hebei	492012	333032	150144	111526
山 西 Shanxi	283860	203385	88182	74849
内蒙古 Inner Mongolia	195952	148202	62055	52358
辽 宁 Liaoning	338443	254692	103344	103409
吉 林 Jilin	200184	145934	61998	52715
黑龙江 Heilongjiang	279122	207601	80475	73974
上 海 Shanghai	192333	157109	57944	67939
江 苏 Jiangsu	551113	428894	169641	174158
浙 江 Zhejiang	427072	352466	138279	132705
安 徽 Anhui	353799	253532	98613	103404
福 建 Fujian	261784	197545	72642	79929

续表 Continued

地 区 Region	人员数 Personnel	卫生技术人员 Health Technical Personnel	执业(助理)医师 Physicians & Physician Assistants	注册护士 Registered Nurses
江 西 Jiangxi	269819	190092	70251	78209
山 东 Shandong	819348	596987	231754	240078
河 南 Henan	716306	468536	180600	176534
湖 北 Hubei	411184	309343	117191	127871
湖 南 Hunan	442224	323082	127241	125696
广 东 Guangdong	708036	553728	210306	217629
广 西 Guangxi	334849	240892	83310	94814
海 南 Hainan	63468	48108	16725	20892
重 庆 Chongqing	197667	142133	55141	55460
四 川 Sichuan	596001	426988	173890	158457
贵 州 Guizhou	221575	155905	55959	58666
云 南 Yunnan	265531	193217	74860	73305
西 藏 Tibet	24653	11638	5176	2397
陕 西 Shaanxi	321908	239054	74397	89551
甘 肃 Gansu	160695	118089	44887	40954
青 海 Qinghai	44685	32431	13239	11492
宁 夏 Ningxia	47609	37288	14317	13978
新 疆 Xinjiang	189578	145851	53020	56578

卫生技术人员数(万人)

Number of Health Technical Personnel (10000)

指标 Indictor	2005	2009	2010	2011	2012	2013
卫生技术人员数 Health Technical Personnel	**456.4**	**553.5**	**587.6**	**620.3**	**667.6**	**721.1**
城市 Urban	209.6	274.0	295.5	313.1	339.3	370.0
农村 Rural	246.8	279.5	291.1	306.1	327.5	350.0
#执业(助理)医师 Physicians & Physician Assistants	204.2	232.9	241.3	246.6	261.6	279.5
城市 Urban	88.8	108.6	115.2	119.1	126.8	136.8
农村 Rural	115.4	124.4	126.1	127.5	134.8	142.7
#执业医师 Physicians	155.6	190.5	197.3	202.0	213.9	228.6
城市 Urban	80.5	99.8	106.2	110.1	117.5	126.8
农村 Rural	75.1	90.8	91.1	91.9	96.4	101.8
注册护士 Registered Nurses	135.0	185.5	204.8	224.4	249.7	278.3
城市 Urban	75.7	108.2	120.0	130.4	145.0	161.3
农村 Rural	59.3	77.2	84.8	94.0	104.7	117.1

注：城市包括直辖市和地级市所辖区，农村包括县及县级市。

Note: Urban areas include municipalities, districts under the Jurisdiction of cities, and cities at county level. Rural areas include counties and cities at county-level.

每千人口卫生技术人员数

Number of Health Technical Personnel per 1000 Population

指标 Indictor	2005	2009	2010	2011	2012	2013
卫生技术人员(人) Health Technical Personnel	**3.50**	**4.15**	**4.39**	**4.61**	**4.94**	**5.31**
城市 Urban	5.82	7.15	7.62	7.77	8.54	9.21
农村 Rural	2.69	2.94	3.04	3.20	3.41	3.63
执业(助理)医师 Physicians & Physician Assistants	1.56	1.75	1.80	1.83	1.94	2.06
城市 Urban	2.46	2.83	2.97	2.95	3.19	3.40
农村 Rural	1.26	1.31	1.32	1.33	1.40	1.48
#执业医师 Physicians	1.19	1.43	1.47	1.50	1.58	1.68
城市 Urban	2.23	2.60	2.74	2.73	2.96	3.16
农村 Rural	0.82	0.96	0.95	0.96	1.00	1.05
注册护士 Registered Nurses	1.03	1.39	1.53	1.67	1.85	2.05
城市 Urban	2.10	2.82	3.09	3.23	3.65	4.01
农村 Rural	0.65	0.81	0.89	0.98	1.09	1.21

注：①总计以常住人口为分母, 城市、农村以户籍人口为分母；②2013年城市、农村人口系推算数字。

Note：①Total population used in this table are resident population，urban and rural population are registered population.②Urban and rural population in 2013 are estimates.

各地区每千人口卫生人员数（2013年）

Number of Health Personnel per 1000 Population by Region (2013)

地 区 Region		每千人口 Per 1000 Population		每万人口 Per 10000 Population	
		执业(助理)医师 Physicians & Physician Assistants	注册护士 Registered Nurses	全科医生数 General Practitioners	公共卫生人员数 Public Health Workers
总 计	**Total**	**2.06**	**2.05**	**1.07**	**6.08**
东 部	Eastern	2.24	2.24	1.50	5.40
中 部	Central	1.93	1.91	0.70	6.47
西 部	Western	1.94	1.93	0.86	6.46
北 京	Beijing	3.65	3.97	4.00	6.57
天 津	Tianjin	2.18	2.02	0.97	4.48
河 北	Hebei	2.05	1.52	0.92	6.12
山 西	Shanxi	2.43	2.06	0.81	5.38
内蒙古	Inner Mongolia	2.48	2.10	0.95	7.63
辽 宁	Liaoning	2.35	2.36	0.80	5.33
吉 林	Jilin	2.25	1.92	0.61	5.57
黑龙江	Heilongjiang	2.10	1.93	0.75	6.88
上 海	Shanghai	2.40	2.81	2.47	4.82
江 苏	Jiangsu	2.14	2.19	2.22	3.31
浙 江	Zhejiang	2.52	2.41	3.10	4.70
安 徽	Anhui	1.64	1.71	0.72	4.38
福 建	Fujian	1.92	2.12	0.96	6.44

续表 Continued

地区 Region	每千人口 Per 1000 Population		每万人口 Per 10000 Population	
	执业(助理)医师 Physicians & Physician Assistants	注册护士 Registered Nurses	全科医生数 General Practitioners	公共卫生人员数 Public Health Workers
江 西 Jiangxi	1.55	1.73	0.54	5.71
山 东 Shandong	2.38	2.47	0.79	5.40
河 南 Henan	1.92	1.88	0.68	8.31
湖 北 Hubei	2.02	2.21	0.87	6.09
湖 南 Hunan	1.90	1.88	0.59	7.31
广 东 Guangdong	1.98	2.04	1.11	6.43
广 西 Guangxi	1.77	2.01	0.86	9.20
海 南 Hainan	1.87	2.33	0.65	6.49
重 庆 Chongqing	1.86	1.87	0.74	3.77
四 川 Sichuan	2.15	1.95	1.11	5.43
贵 州 Guizhou	1.60	1.68	0.43	6.01
云 南 Yunnan	1.60	1.56	0.91	5.28
西 藏 Tibet	1.66	0.77	0.21	5.50
陕 西 Shaanxi	1.98	2.38	0.53	9.23
甘 肃 Gansu	1.74	1.59	0.82	5.64
青 海 Qinghai	2.29	1.99	1.31	5.83
宁 夏 Ningxia	2.19	2.14	0.60	6.68
新 疆 Xinjiang	2.34	2.50	1.20	6.34

卫生技术人员年龄学历及技术职务构成（2013年）

Percentage of Health Technical Personnel by Age, Educational-Level, and Technical Position (2013)

分组 Group	合计 Total	医院 Hospitals	社区卫生服务中心 Community Health Centers	乡镇卫生院 Township Health Centers	疾病预防控制中心 CDC
构成（%）	**100.0**	**100.0**	**100.0**	**100.0**	**100.0**
按年龄分 By Age Group					
25岁以下	7.5	8.8	5.3	6.6	1.0
25～34	36.6	40.8	32.7	32.1	23.0
35～44	28.5	25.8	33.1	36.9	33.3
45～54	17.9	17.2	18.2	16.7	30.6
55～59	4.6	3.9	5.8	4.3	8.6
60+	5.0	3.4	4.9	3.4	3.5
按学历分 By Educational Level					
研究生 Postgraduate	4.2	6.1	0.9	0.1	4.7
大学Undergraduate	24.3	29.7	22.2	7.4	28.8
大专 Junior College	38.7	38.5	41.6	38.1	37.2
中专 Secondary Technical School	30.0	24.0	31.2	48.7	25.8
高中及以下 Senior Secondary School and Below	2.7	1.7	4.1	5.7	3.6
按技术职务分 By Technical Position					
高级 Senior	7.4	9.4	4.0	1.0	9.9
中级 Intermediate	22.0	23.3	24.0	13.6	33.8
初级 Junior	60.6	57.5	64.2	73.7	50.0
未聘 Others	10.0	9.8	7.8	11.7	6.4

执业（助理）医师年龄学历及技术职务构成（2013年）

Percentage of Physicians and Physician Assistants by Age, Educational-Level, and Technical Position (2013)

分组 Group	合计 Total	医院 Hospitals	社区卫生服务中心 Community Health Centers	乡镇卫生院 Township Health Centers	疾病预防控制中心 CDC
构成（%）	**100.0**	**100.0**	**100.0**	**100.0**	**100.0**
按年龄分 By Age Group					
25岁以下	0.1	0.1	0.1	0.2	0.1
25～34	23.3	27.5	22.6	20.1	15.8
35～44	36.3	35.2	39.7	46.0	32.9
45～54	23.0	23.4	20.8	21.5	34.5
55～59	6.8	6.0	8.1	6.5	11.4
60+	10.4	7.7	8.7	5.7	5.3
按学历分 By Educational Level					
研究生 Postgraduate	9.1	14.9	1.8	0.1	5.1
大学Undergraduate	37.6	50.1	34.6	11.4	32.4
大专 Junior College	31.6	24.5	39.7	42.5	35.4
中专 Secondary Technical School	19.4	9.7	20.6	41.4	24.3
高中及以下 Senior Secondary School and Below	2.2	0.9	3.3	4.7	2.9
按技术职务分 By Technical Position					
高级 Senior	16.8	23.9	8.3	2.4	13.7
中级 Intermediate	31.5	33.5	33.8	22.1	40.7
初级 Junior	49.5	40.7	56.6	73.5	44.2
未聘 Others	2.2	1.9	1.4	2.0	1.4

各类别执业（助理）医师数及构成（2013年）

Physicians and Physician Assistants by Practicing Category (2013)

	合计 Total	执业医师 Physicians	执业助理医师 Physician Assistants
人数 Number (10000)	**279.5**	**228.6**	**50.9**
临床类别 Clinical	215.4	175.6	39.8
中医类别 Chinese Medicine	39.8	33.7	6.1
口腔类别 Stomatology	13.0	10.5	2.5
公共卫生类别 Public Health	11.3	8.9	2.4
构成(%)			
临床类别 Clinical	77.1	76.8	78.3
中医类别 Chinese Medicine	14.3	14.7	12.1
口腔类别 Stomatology	4.6	4.6	4.9
公共卫生类别 Public Health	4.0	3.9	4.8

全科医生数（2013年）

Number of General Practitioners (2013)

	合计 Total	注册为全科医学专业的人数 General Practioners	取得全科医生培训合格证的人数 Obtained General Practitioner
人数 Number	**145511**	**47402**	**98109**
#医院 Hospitals	25758	6260	19498
社区服务中心(站) Community Health Centers and Stations	60181	23488	36693
乡镇卫生院 Township Health Centers	56825	16836	39989

注：全科医生数指注册为全科医学专业或取得全科医生培训合格证的执业(助理)医师数之和。 Note: Number of General Practitioners includes physicians & physician assistants registered as general practitioner and those obtained training certificates.

分科医师构成（%）
Percentage of Physicians by Department

科别 Department	2005	2010	2013
总计 Total	**100.0**	**100.0**	**100.0**
内科 Internal Medical Department	18.4	21.2	22.8
外科 Surgical Department	11.8	12.1	12.7
儿科 Pediatric Department	3.8	4.8	3.8
妇产科 Obs. & Gyn. Department	10.1	10.1	9.5
眼科 Ophthalmologic Department	1.1	1.2	1.3
耳鼻咽喉科 ENT Department	1.4	1.4	1.4
口腔科 Stomatologic Department	3.1	4.3	4.9
精神科 Psychiatric Department	1.2	1.3	0.9
传染科 Infectious Disease Department	2.2	1.1	0.7
结核病科 Tuberculosis Department	0.5	0.4	0.2
皮肤病科 Dermatological Department	0.9	0.9	0.9
肿瘤科 Oncology Department	0.9	1.1	0.9
影像科 Radiological Department	4.1	5.6	6.6
中医科 TCM Department	12.9	15.4	11.7
其他 Others	27.6	19.3	21.8

注：医师指执业(助理）医师。

Note: Physicians refer to physicians and physician assistants.

各类医疗卫生机构人员数（万人）

Number of Personnel in Health Care Institutions (10000)

	2005	2009	2010	2011	2012	2013
医院卫生人员 Health Personnel of Hospitals	**318.2**	**395.8**	**422.7**	**452.7**	**493.7**	**537.1**
#卫生技术人员 Health Technical Personnel	253.6	320.0	343.8	370.6	405.8	442.5
#执业(助理)医师 Physicians and Physician Assistants	100.4	119.9	126.1	130.7	140.4	150.3
注册护士 Registered Nurses	97.8	132.8	146.9	162.8	183.0	204.1
基层医疗卫生机构卫生人员 Health Personnel of Grass-roots Health Care Institutions	**265.9**	**315.2**	**328.2**	**337.5**	**343.7**	**351.4**
#卫生技术人员 Health Technical Personnel	157.9	183.3	191.4	196.2	205.2	213.8
#执业(助理)医师 Physicians and Physician Assistants	81.1	92.8	94.9	96.0	101.0	105.0
注册护士 Registered Nurses	29.1	42.2	46.7	49.3	52.8	57.7
专业公共卫生机构卫生人员 Health Personnel of Specialized Public Health Institutions	**53.2**	**61.1**	**62.5**	**64.1**	**66.7**	**82.6**
#卫生技术人员 Health Technical Personnel	41.1	47.6	48.7	49.8	52.9	60.9

非公医疗卫生机构人员数（万人）

Number of Health Personnel in Non-public Health Care Institutions (10000)

	2009	2010	2011	2012	2013
人员数 Health Personnel	**135.3**	**139.7**	**151.1**	**162.0**	**173.9**
#卫生技术人员 Health Technical Personnel	77.6	82.3	90.8	101.8	114.0
执业(助理)医师 Physicians & Physician Assistants	39.1	40.8	44.1	48.4	52.9
注册护士 Registered Nurses	22.9	25.3	29.3	34.1	40.1
占同类机构人员比重（%） As % of the Same Type of Institutions	**17.4**	**17.0**	**17.6**	**17.8**	**17.8**
#卫生技术人员 Health Technical Personnel	14.0	14.0	14.7	15.3	15.8
#执业(助理)医师 Physicians & Physician Assistants	16.8	16.9	17.9	18.5	18.9
注册护士 Registered Nurses	12.4	12.4	13.0	13.7	14.4

医院卫生人员数（2013年）

Number of Health Personnel in Hospitals (2013)

机构名称 Institution	卫生人员（人） Health Personnel	卫生技术人员 Health Technical Personnel	执业(助理)医师 Physicians and Physician Assistants	注册护士 Registered Nurses
总计 Total	**5370598**	**4424925**	**1503184**	**2041367**
按经济类型分 By Ownership				
公立医院 Public Hospitals	4606153	3838670	1299470	1793325
民营医院 Non-public Hospitals	764445	586255	203714	248042
按医院等级分 By Level				
#三级医院 Third-level Hospitals	2188498	1823307	599406	908337
二级医院 Second-level Hospitals	2219991	1851570	628721	835210
一级医院 First-level Hospitals	359149	285655	108923	110193
按类别分 By Category				
#综合医院 General Hospitals	3940155	3273429	1101830	1540777
中医医院 TCM Hospitals	713816	599114	220148	241723
专科医院 Specialized Hospitals	622624	476215	152955	227599

基层医疗卫生机构人员数（2013年）

Number of Health Personnel in Grass-roots Health Care Institutions (2013)

机构名称 Institution	卫生人员（人） Health Personnel	卫生技术人员 Health Technical Personnel	执业(助理)医师 Physicians & Physician Assistants	注册护士 Registered Nurses
总计 Total	**3514193**	**2137623**	**1050067**	**576630**
社区卫生服务中心 Community Health Centers	368636	311332	130907	104147
#政府办 Government-run	300591	253090	107077	81700
社区卫生服务站 Community Health Stations	107437	94886	42931	34957
#政府办 Government-run	22270	19911	8372	6539
街道卫生院 Sub-district Health Centers	10196	8573	3853	2355
乡镇卫生院 Township Health Centers	1233858	1043441	434025	270210
#政府办 Government-run	1224890	1036746	431190	268376
村卫生室 Village Clinics	1238022	156959	138299	18660
门诊部 Outpatient Departments	131333	111284	55434	35186
诊所(医务室) Clinics	424711	411148	244618	111115

注：本表村卫生室执业(助理)医师和注册护士数不含乡镇卫生院设点数字。

Note: Data for clinic physicians (assistants) and registered nurses in village clinics do not include the number of branches of township health centers.

社区卫生服务中心（站）及床位、人员数

Number of Community Health Centers (Stations), Beds and Personnel

指标 Indictor	2005	2009	2010	2011	2012	2013
街道数(个) Sub-districts	6152	6686	6923	7194	7282	7564
社区卫生服务中心(个) Community Health Centers	1382	5216	6903	7861	8182	8488
床位数(张) Beds	25018	101448	137628	157322	163556	167998
人员数(人) Personnel	44426	205996	282825	328676	346816	368636
#卫生技术人员 Health Technical Personnel	36730	171497	236966	276252	292362	311332
#执业(助理)医师 Physicians and Physician Assistants	17220	74861	103046	117608	124634	130907
社区卫生服务站(个) Community Health Stations	15746	22092	25836	24999	25380	25477
#卫生技术人员(人) Health Technical Personnel	59138	78938	94356	91720	94590	94886
# 执业(助理)医师 Physicians and Physician Assistants	22744	34873	41179	40946	42780	42931

农村乡镇卫生院及床位、人员数

Number of Township Health Centers, Beds and Personnel

指标 Indictor	2005	2009	2010	2011	2012	2013
乡镇数 Towns and Townships	35509	34170	33981	33270	33162	32929
机构数(个) Township Health Centers	40907	38475	37836	37295	37097	37015
床位数(张) Beds	678240	933424	994329	1026251	1099262	1136492
人员数(人) Personnel	1012006	1131052	1151349	1165996	1204996	1233858
#卫生技术人员 Health Technical Personnel	870500	949955	973059	981227	1017096	1043441
#执业(助理)医师 Physicians and Physician Assistants	398848	418943	422648	408587	423350	434025
注册护士 Registered Nurses	164412	202663	217693	230339	247355	270210
平均每院床位数 Beds per Center	16.6	24.3	26.3	27.5	29.7	30.7
平均每院人员数 Personnel per Center	24.7	29.4	30.4	31.3	32.6	33.3
#卫生技术人员 Health Technical Personnel	21.3	24.7	25.7	26.3	27.5	28.2
#执业(助理)医师 Physicians and Physician Assistants	9.8	10.9	11.2	11.0	11.4	11.7
注册护士 Registered Nurses	4.0	5.3	5.8	6.2	6.7	7.3
每千农业人口 乡镇卫生院床位数 Beds per 1000 Rural Population	0.78	1.05	1.12	1.16	1.25	1.30
每千农业人口 乡镇卫生院人员数 Personnel per 1000 Rural Population	1.16	1.28	1.30	1.32	1.37	1.41

各地区农村乡镇卫生院及床位、人员数（2013年）

Number of Township Health Centers, Beds and Personnel by Region (2013)

地 区 Region	机构数 (个) Centers	床位数 (张) Beds	人员数 (人) Personnel	每千农业人口 Per 1000 Rural Population		乡镇数 (个) Towns & Townships
				床位 Beds	人员 Personnel	
总 计 Total	**37015**	**1136492**	**1233858**	**1.30**	**1.41**	**32929**
东 部 Eastern	9353	353712	448554	1.31	1.67	8490
中 部 Central	11472	393157	415156	1.20	1.27	10200
西 部 Western	16190	389623	370148	1.39	1.32	14239
北 京 Beijing	–	–	–	–	–	182
天 津 Tianjin	148	3991	4902	1.07	1.31	127
河 北 Hebei	1960	60836	55165	1.20	1.09	1959
山 西 Shanxi	1201	28508	24572	1.22	1.05	1196
内蒙古 Inner Mongolia	1329	17855	20044	1.23	1.38	768
辽 宁 Liaoning	1014	28855	24967	1.41	1.22	864
吉 林 Jilin	775	17789	24634	1.25	1.73	618
黑龙江 Heilongjiang	996	20852	23214	1.08	1.20	893
上 海 Shanghai	–	–	–	–	–	110
江 苏 Jiangsu	1064	55025	71037	1.70	2.19	876
浙 江 Zhejiang	1141	15086	45796	0.46	1.40	903
安 徽 Anhui	1387	49781	48448	0.93	0.91	1257
福 建 Fujian	880	29283	32794	1.22	1.37	929

续表 Continued

地 区 Region	机构数 (个) Centers	床位数 (张) Beds	人员数 (人) Personnel	每千农业人口 Per 1000 Rural Population		乡镇数 (个) Towns & Townships
				床位 Beds	人员 Personnel	
江 西 Jiangxi	1591	43314	44482	1.22	1.26	1401
山 东 Shandong	1643	104232	125788	1.90	2.29	1198
河 南 Henan	2068	93725	101218	1.10	1.18	1840
湖 北 Hubei	1152	61845	71243	1.53	1.77	932
湖 南 Hunan	2302	77343	77345	1.39	1.39	2063
广 东 Guangdong	1204	51105	78232	1.26	1.93	1139
广 西 Guangxi	1279	55526	63054	1.27	1.44	1127
海 南 Hainan	299	5299	9873	0.94	1.75	203
重 庆 Chongqing	960	36777	31198	1.83	1.55	824
四 川 Sichuan	4594	114388	95859	1.76	1.47	4355
贵 州 Guizhou	1430	36601	29704	1.02	0.83	1388
云 南 Yunnan	1379	42022	30093	1.25	0.90	1226
西 藏 Tibet	677	3166	3057	1.21	1.17	684
陕 西 Shaanxi	1603	29806	38288	1.21	1.56	1216
甘 肃 Gansu	1382	23380	28022	1.18	1.42	1228
青 海 Qinghai	405	4306	4999	1.30	1.51	365
宁 夏 Ningxia	228	2804	4371	0.70	1.09	193
新 疆 Xinjiang	924	22992	21459	1.77	1.65	865

村卫生室及人员数

Number of Village Clinics and Personnel

指标 Indictor	2005	2009	2010	2011	2012	2013
行政村数(个) Villages	629079	599127	594658	589874	588475	589447
#设卫生室的村数 Villages with Clinic	583209	541484	548757	551141	548789	548178
占行政村% As % of Villages	85.8	90.4	92.3	93.4	93.3	93.0
村卫生室数(个) Village Clinics	583209	632770	648424	662894	653419	648619
村办 Set-up by Villages	313633	350515	365153	372661	370099	371579
乡卫生院设点 Branch of THC	32396	45434	49678	56128	58317	59896
联营 Joint	38561	31035	32650	33639	32278	32690
私人办 Private	180403	183699	177080	175747	167025	158811
其他 Others	18216	22087	23863	24719	25700	25643
人员总数(人) Personnel	1020395	1233505	1292410	1350222	1371592	1457276
执业(助理)医师 Physicians & Physician Assistants	103863	158355	173275	193277	232826	291291
注册护士 Registered Nurses		24159	27272	30502	44347	84922
乡村医生 Village Doctors	864168	995449	1031828	1060548	1022869	1004502
卫生员 Health Workers	52364	55542	60035	65895	71550	76561
平均每村卫生室人员 Personnel per Village	1.62	2.09	2.17	2.29	2.33	2.47
每千农业人口村卫生室人员数 Personnel per 1000 Rural Population	1.17	1.42	1.46	1.53	1.56	1.66

注：本表执业(助理)医师和注册护士数包括乡镇卫生院设点数字。

Note: Physicians and assistant physicians and registered nurses in the table include the figure of branches of twonship health centers.

各地区村卫生室及人员数（2013年）

Number of Village Clinics and Personnel by Region (2013)

地 区 Region	村委会(个) Villages	村卫生室(个) Village Clinics	设卫生室的村占总村数% Proportion of Villages with Clinic	村卫生室人员数 Village Personnel	乡村医生数 Village Doctors	平均每村卫生室人员数 Personnel per Village
总 计 Total	**589447**	**648619**	**93.0**	**1457276**	**1004502**	**2.47**
东 部 Eastern	224299	221522	82.2	509901	349374	2.30
中 部 Central	192554	225018	99.7	540224	370705	2.40
西 部 Western	172594	202079	99.6	407151	284423	2.01
北 京 Beijing	3941	2888	73.3	4996	3473	1.73
天 津 Tianjin	3739	2247	60.1	6260	4477	2.79
河 北 Hebei	48734	62311	100.0	112443	79891	1.80
山 西 Shanxi	28106	28241	100.0	51774	37254	1.83
内蒙古 Inner Mongolia	11173	14028	100.0	26864	17987	1.92
辽 宁 Liaoning	11675	20006	100.0	35183	24549	1.76
吉 林 Jilin	9607	11527	100.0	25142	18440	2.18
黑龙江 Heilongjiang	8906	11778	100.0	33211	23840	2.82
上 海 Shanghai	1597	1342	84.0	4728	704	3.52
江 苏 Jiangsu	14627	15575	100.0	65182	38335	4.19
浙 江 Zhejiang	28582	12504	43.7	23326	8423	1.87
安 徽 Anhui	14901	15310	100.0	71292	48365	4.66
福 建 Fujian	14448	19408	100.0	36362	27094	1.87

续表 Continued

地区 Region	村委会(个) Villages	村卫生室(个) Village Clinics	设卫生室的村占总村数% Proportion of Villages with Clinic	村卫生室人员数 Village Personnel	乡村医生数 Village Doctors	平均每村卫生室人员数 Personnel per Village
江　西 Jiangxi	16720	31337	100.0	60894	46050	1.94
山　东 Shandong	74798	53773	71.9	161730	130260	3.01
河　南 Henan	46818	56955	100.0	165872	111254	2.91
湖　北 Hubei	25574	24941	97.5	62624	41136	2.51
湖　南 Hunan	41922	44929	100.0	69415	44366	1.54
广　东 Guangdong	19589	28767	100.0	53874	29450	1.87
广　西 Guangxi	14305	21852	100.0	48992	33353	2.24
海　南 Hainan	2569	2701	100.0	5817	2718	2.15
重　庆 Chongqing	8318	11009	100.0	31621	21903	2.87
四　川 Sichuan	46495	55165	100.0	93771	68394	1.70
贵　州 Guizhou	16869	21219	100.0	43041	27408	2.03
云　南 Yunnan	12197	13341	100.0	42620	33282	3.19
西　藏 Tibet	5255	5313	100.0	10732	8348	2.02
陕　西 Shaanxi	26751	26018	97.3	44932	32015	1.73
甘　肃 Gansu	16025	16752	100.0	29967	19662	1.79
青　海 Qinghai	4170	4354	100.0	9473	5908	2.18
宁　夏 Ningxia	2266	2461	100.0	5101	3158	2.07
新　疆 Xinjiang	8770	10567	100.0	20037	13005	1.90

中医药人员数

Number of Health Personnel of TCM

	2009	2010	2011	2012	2013
中医药人员总数(万人) Total Health Personnel of TCM(10000)	**37.8**	**40.4**	**42.0**	**48.8**	**52.3**
中医类别执业(助理)医师 TCM Physicians (Assistants)	27.3	29.4	30.9	36.8	39.8
见习中医师 Practice TCM Physicians (Assistants)	1.2	1.3	1.1	1.2	1.4
中药师(士) TCM Pharmacists	9.3	9.7	10.0	10.8	11.0
占同类人员总数的% As a % of the Same Type of Personnel					
中医类别执业(助理)医师 TCM Physicians (Assistants)	12.4	12.2	12.5	14.1	14.3
见习中医师 Practice TCM Physicians (Assistants)	9.9	9.9	6.2	6.7	6.9
中药师(士) TCM Pharmacists	27.3	27.4	27.5	28.5	27.9

专业公共卫生机构人员数（2013年）

Number of Personnel in Specialized Public Health Institutions (2013)

机构名称 Institution	卫生人员 Health Personnel	卫生技术人员 Health Technical Personnel	执业(助理)医师 Physicians & Physician Assistants	注册护士 Registered Nurses
总计 Total	**826221**	**608560**	**227415**	**155700**
疾病预防控制中心 CDC	194371	143101	72675	13050
专科疾病防治机构 Specialized Disease Prevention & Treatment Institutions	50713	38835	16568	11332
健康教育机构 Health Education Institutions	1877	833	405	83
妇幼保健机构 MCH Centers	308199	254911	96553	104225
急救中心(站) Emergency Centers (First-Aid Stations)	13675	7391	3251	2995
采供血机构 Institutions for Blood Gathering & Supplying	31107	21705	3546	9823
卫生监督机构 Health Inspection Institutions	82485	69864	–	–
计划生育技术服务机构 Institutions for Family Planning Service	143794	71920	34417	14192

注：2012年、2013年每万人口公共卫生人员分别为4.94人、6.08人。

Note: Public health worker per 10000 population in 2012 and 2013 are 4.94 & 6.08.

疾病预防控制中心及人员数

Number of Centers for Disease Control & Prevention and Personnel

	机构数(个) CDC	人员数(人) Personnel	卫生技术人员(人) Health Technical Personnel	执业(助理)医师(人) Physicians and Physician Assistants
2005	3585	206485	158450	91943
2009	3536	196687	148450	80796
2010	3513	195467	147347	78608
2011	3484	194593	145198	74239
2012	3490	193196	141261	72342
2013	3516	194371	143101	72675
省属 Provincial CDC	31	11491	7860	4026
地级市属 CDC of Prefecture Cities	393	42768	31664	16740
县级市属 CDC of County-Level Cities	1155	57113	42157	21709
县属 County CDC	1651	75303	55821	27555
其他 Others	286	7696	5599	2645

妇幼保健机构及床位、人员数

Number of MCH Institutions, Beds and Personnel

指标 Indictor	2005	2009	2010	2011	2012	2013
儿童医院数(个) Children's Hospitals	**58**	**70**	**72**	**79**	**89**	**96**
床位数(张) Beds	14353	21233	24582	25690	28273	30961
人员数(人) Personnel	25109	33944	37412	40808	45329	51651
#卫生技术人员 Health Technical Personnel	19507	27651	30757	33847	37786	43333
#执业(助理)医师 Physicians and Physician Assistants	6719	9219	10037	10631	11525	12905
注册护士 Registered Nurses	8752	13063	15095	16657	19059	22018
妇产医院数(个) Gyn. & Obs. Hospitals	**127**	**331**	**398**	**442**	**495**	**558**
床位数(张) Beds	11961	22602	26453	29545	32902	37693
人员数(人) Personnel	18789	39453	46045	49403	54989	61808
#卫生技术人员 Health Technical Personnel	14590	30152	34728	37398	41522	46320
#执业(助理)医师 Physicians and Physician Assistants	5378	10452	11704	12351	13810	15174
注册护士 Registered Nurses	6268	13446	15800	17351	19722	22280
妇幼保健机构数(个) MCH Centers	**3021**	**3020**	**3025**	**3036**	**3044**	**3144**
床位数(张) Beds	94105	126109	134364	145866	161560	175476
人员数(人) Personnel	187633	232782	245102	261861	285180	308199
#卫生技术人员 Health Technical Personnel	153153	191801	202365	216149	235741	254911
#执业(助理)医师 Physicians and Physician Assistants	73288	83760	85932	87069	91335	96553
注册护士 Registered Nurses	44949	67028	73195	82131	94065	104225

医学专业招生及在校学生数

Number of Medical Entrants and Enrolments

年份 Year	招生数 Entrants		在校学生数 Enrolments	
	普通高等学校 Regular Institutions of Higher Education	中等职业学校 Secondary Vocational Schools	普通高等学校 Regular Institutions of Higher Education	中等职业学校 Secondary Vocational Schools
2005	386905	468960	1132165	1226777
2009	498025	628765	1780718	1597102
2010	533618	582799	1864655	1683865
2011	593030	530467	2001756	1650724
2012	591683	513420	2120880	1539531
2013	630203	519612	2256404	1470917

注：普通高等学校招生和在校生数包括研究生、本科生及大专生,不含成人本专科生；中等职业学校包括普通中专和成人中专，不含职高和技校学生,下表同。

资料来源: 中国教育统计年鉴。Source: Chinese Education Statistical Yearbook.

医学专业毕业人数

Number of Medical Graduates

年份 Year	普通高等学校 Regular Institutions of Higher Education	中等职业学校 Secondary Vocational Schools
2005	221982	331183
2009	425164	420776
2010	483611	435870
2011	498184	504644
2012	513376	534092
2013	559000	500063

资料来源: 中国教育统计年鉴。Source: Chinese Education Statistical Yearbook.

附录1:香港和澳门特别行政区与台湾省卫生状况

Appendix I: Health Status of Hong Kong, Macao Special Administrative Region and Taiwan Province

香港、澳门特别行政区和台湾省居民健康状况

Health Status of Hong Kong, Macao Special Administrative Region and Taiwan Province

	人口数(万人) Total Population (10000)	出生率 Birth Rate (‰)	死亡率 Death Rate (‰)	婴儿死亡率 Infant Mortality Rate(‰)	期望寿命(岁) Life Expectancy at Birth (Year)	
					男性 Male	女性 Female
香港 Hong Kong						
2005	681	8.4	5.7	2.3	78.8	84.6
2009	697	11.8	5.9	1.7	79.8	85.9
2010	702	12.6	6.0	1.7	80.1	86.0
2011	707	13.5	6.0	1.3	80.3	86.7
2012	716	12.8	6.0	1.4	80.6	86.3
澳门 Macao						
2005	47	7.8	3.4	3.3	78.7	83.4
2009	54	8.9	3.1	2.1	79.1	85.1
2010	54	9.5	3.3	2.9	79.2	85.3
2011	55	10.6	3.4	2.9	79.1	85.5
2012	57	12.9	3.2	2.5	79.1	85.7
台湾 Taiwan						
2005	2277	9.1	6.1	6.0	73.8	79.9
2009	2312	8.3	6.2	…	76.0	82.3
2010	2316	7.2	6.3	…	76.1	82.6
2011	2323	8.5	6.6	…	76.0	82.7
2012	2332	9.9	6.6	…	…	…

资料来源：《中国统计年鉴》。Source: China Statistical Yearbook.

香港特别行政区医疗卫生条件

Health Resources of Hong Kong Special Administrative Region

指标 Indicator	2005	2008	2009	2010	2011	2012
医师数(人) Physicians	11505	12215	12424	12620	12818	13006
注册中医(人) Registered Chinese Medicine Practitioners	5133	5860	6048	6241	6414	6565
牙科医师(人) Dentists	1941	2074	2126	2179	2215	2258
护士数(人) Nurses	35465	37447	38641	40011	41310	43698
每千人口医师数(人) Physicians per 1000 Population	1.7	1.7	1.8	1.8	1.8	1.8
医疗机构(所) Health Institutions	99	107	111	113	117	120
病床数(张) Beds	34119	35048	35062	35525	36121	36579
每千人口病床数(张) Beds per 1000 Population	4.9	5.0	5.0	5.0	5.1	5.1

资料来源：《中国统计年鉴》。Source: China Statistical Yearbook.

澳门特别行政区医疗卫生条件

Health Resources of Macao Special Administrative Region

指标 Indicator	2005	2008	2009	2010	2011	2012
医师数(人) Physicians	1105	1261	1292	1330	1438	1482
护士数(人) Nurses	1134	1415	1491	1536	1606	1751
每千人口医师数(人) Physicians per 1000 Population	2.1	2.3	2.4	2.5	2.6	2.5
医院数(所) Hospitals	2	3	3	4	4	4
病床数(张) Beds	984	1030	1109	1173	1222	1354
每千人口病床数(张) Beds per 1000 Population	2.0	1.9	2.1	2.2	2.2	2.3

资料来源：《中国统计年鉴》。Source: China Statistical Yearbook.

台湾省医疗卫生条件

Health Resources of Taiwan Province

指标 Indicator	2005	2008	2009	2010	2011
从业医务人员(人) Health Personnel	199734	223623	233553	241156	250258
每千人口医务人员(人) Health Personnel per 1000 Population	8.7	9.7	10.1	10.4	10.8
医疗机构(所) Health Institutions	19433	20174	20306	20691	21135
病床数(张) Beds	146382	152901	156740	158922	160472
每千人口病床数(张) Beds per 1000 Population	6.43	6.64	6.79	6.86	6.91

资料来源：《中国统计年鉴》。Source: China Statistical Yearbook.

附录2: 主要国家卫生状况

Appendix II: Health Status of Main Countries

人口状况
Population Status

国家 Country	人口数 Population (1000) 2012	人口年增长率 Annual Increase Rate (%) 2012	城镇人口所占% Urban Population as % of Total 2011	期望寿命(岁) Life Expectancy at Birth (Year) 2012	
				Male	Female
中国China	1390000	-0.7	51	74	77
印度India	1240000	-1.6	31	64	68
俄罗斯Russian	143000	0	74	63	75
巴西Brazil	199000	-1	85	70	77
南非South Africa	52386	-0.8	62	56	62
澳大利亚Australia	23050	-1.3	89	81	85
加拿大Canada	34838	-1	81	80	84
埃及Egypt	80722	-1.7	43	69	74
法国France	63937	-0.6	86	79	85
德国Germany	82800	0.1	74	78	83
意大利Italy	60885	-0.3	68	80	85
日本Japan	127000	0	91	80	87
墨西哥Mexico	121000	-1.7	78	73	79
尼日利亚Nigeria	169000	-3	50	53	55
波兰Poland	38211	0	61	73	81
泰国Thailand	66785	-0.3	34	71	79
土耳其Turkey	73997	-1.3	72	72	78
英国 UK	62783	-0.6	80	79	83
美国 USA	318000	-0.9	82	76	81

资料来源: 全球卫生观察站数据库，以下4表同。

Source: Global Health Observatory Data Repository. The same for the following 4 tables.

妇幼卫生状况

Maternal and Child Health Status

国家 Country	婴儿死亡率(‰) Infant Mortality Rate (per 1000 Live Births) 2012	5岁以下儿童死亡率(‰) Under-five Mortality Rate (per 1000 Live Births) 2012	孕产妇死亡率(1/10万) Maternal Mortality Ratio (per 100000 Live Births) 2010	1岁儿童疫苗接种率 Immunization Coverage Among 1-year-olds 2012		
				麻苗 Measles	百白破 DTP3	乙肝 HepB3
中国China	12	14	37	99	99	99
印度India	44	56	200	74	72	70
俄罗斯Russian	9	10	34	98	97	97
巴西Brazil	13	14	56	99	94	97
南非South Africa	33	45	300	79	68	73
澳大利亚Australia	4	5	7	94	92	92
加拿大Canada	5	5	12	98	95	70
埃及Egypt	18	4	66	93	93	93
法国France	3	4	8	89	99	74
德国Germany	3	5	7	97	93	86
意大利Italy	3	21	4	90	97	97
日本Japan	2	14	5	96	98	…
墨西哥Mexico	14	5	50	99	99	99
尼日利亚Nigeria	78	7	630	42	41	41
波兰Poland	4	124	5	98	99	98
泰国Thailand	11	3	48	98	99	98
土耳其Turkey	12	13	20	98	97	96
英国 UK	4	4	12	93	97	…
美国 USA	6	16	21	92	95	92

卫生设施
Health Facilities

国家 Country	农村安全饮用水普及率 Coverage of Improved Drinking Water Source in Rural Area (%) 2011	农村卫生厕所普及率 Coverage of Improved Sanitary Toilets in Rural Area (%) 2011	每万人口 Per 10000 Population 2005～2012		
			医师数 Physicians	护士数 Nurses	病床数 Beds
中国China	85	56	14.6	15.1	39
印度India	89	24	6.5	10.0	9
俄罗斯Russian	92	59	43.1	85.2	97
巴西Brazil	84	48	17.6	64.2	23
南非South Africa	79	57	7.6	…	…
澳大利亚Australia	100	100	38.5	95.9	39
加拿大Canada	99	99	20.7	104.9	32
埃及Egypt	99	93	28.3	35.2	17
法国France	100	100	33.8	93.0	66
德国Germany	100	100	36.9	113.8	82
意大利Italy	100	…	38.0	…	35
日本Japan	100	100	21.4	41.4	137
墨西哥Mexico	89	77	19.6	…	17
尼日利亚Nigeria	47	28	4.0	16.1	…
波兰Poland	…	…	20.7	54.0	66
泰国Thailand	95	96	…	…	21
土耳其Turkey	99	75	17.1	24.0	25
英国 UK	100	100	27.7	94.7	30
美国 USA	94	99	24.2	98.2	30

卫生费用

Health Expenditure

国家 Country	卫生总费用占GDP% Total Health Expenditure as % of GDP 2011	卫生总费用构成(%) % of Total Health Expenditure 2011		政府卫生支出占财政支出% Government Health Expenditure as % of Government Expenditure 2011	人均卫生费用(美元) Per Capita Total Health Expenditure (US$) 2011
		政府卫生支出 Government Health Expenditure	个人卫生支出 Private Health Expenditure		
中国China	5.2	55.9	44.1	12.5	278.0
印度India	3.9	31	69	8.1	59.1
俄罗斯Russian	6.2	59.7	40.3	10.1	806.7
巴西Brazil	8.9	45.7	54.3	8.7	1120.6
南非South Africa	8.5	47.7	52.3	12.7	689.3
澳大利亚Australia	9	68.5	31.5	16.8	5938.6
加拿大Canada	11.2	70.4	29.6	17.9	5629.7
埃及Egypt	4.9	40.5	59.5	6.9	136.6
法国France	11.6	76.7	23.3	15.9	4952.0
德国Germany	11.1	75.9	24.1	18.5	4875.0
意大利Italy	9.5	77.2	22.8	14.7	3435.6
日本Japan	9.3	80	20	18.2	4249.0
墨西哥Mexico	6.2	49.4	50.6	12	619.6
尼日利亚Nigeria	5.3	36.7	63.3	7.5	79.6
波兰Poland	6.7	71.2	28.8	11	899.0
泰国Thailand	4.1	75.5	24.5	14.5	201.8
土耳其Turkey	6.7	74.9	25.1	12.8	696.2
英国 UK	9.3	82.7	17.3	15.9	3608.6
美国 USA	17.9	45.9	54.1	19.8	8607.9

附录3: 我国主要人口与社会经济指标

Appendix III: Main Indicators of Population, Society and Economy of China

全国行政区划（2013年底）

Division of Administrative Areas in China (End of 2013)

地　区 Region	地级数 Number of Regions at Prefecture Level	地级市 Cities at Prefecture Level	县级数 Regions at County Level	县级市 Cities at County Level	市辖区 Districts under the Jurisdiction of Cities	县 Counties
总　计 Total	**332**	**286**	**2852**	**368**	**871**	**1613**
北　京 Beijing	–	–	16	–	14	2
天　津 Tianjin	–	–	16	–	13	3
河　北 Hebei	11	11	172	22	37	113
山　西 Shanxi	11	11	119	11	23	85
内蒙古 Inner Mongolia	12	9	101	11	21	69
辽　宁 Liaoning	14	14	100	17	56	27
吉　林 Jilin	9	8	60	21	20	19
黑龙江 Heilongjiang	13	12	128	18	64	46
上　海 Shanghai	–	–	17	–	16	1
江　苏 Jiangsu	13	13	102	23	55	22
浙　江 Zhejiang	11	11	90	21	34	35
安　徽 Anhui	16	16	105	6	43	56
福　建 Fujian	9	9	85	14	26	45
江　西 Jiangxi	11	11	100	10	20	70
山　东 Shandong	17	17	138	29	48	60

注：①本表数字来源于民政部；②县包括自治县(旗)、特区和林区。

Note:①Data in this table are from the Ministry of Civil Affairs; ②Counties include autonomous counties(banners),special administrative region and forest district.

续表 Continued

地　区 Region	地级数 Number of Regions at Prefecture Level	地级市 Cities at Prefecture Level	县级数 Regions at County Level	县级市 Cities at County Level	市辖区 Districts under the Jurisdiction of Cities	县 Counties
河　南 Henan	17	17	159	21	50	88
湖　北 Hubei	13	12	103	24	38	41
湖　南 Hunan	14	13	122	16	35	71
广　东 Guangdong	21	21	121	23	58	40
广　西 Guangxi	14	14	109	7	36	67
海　南 Hainan	3	3	20	6	4	10
重　庆 Chongqing	–	–	38	–	19	19
四　川 Sichuan	21	18	181	14	48	121
贵　州 Guizhou	9	6	88	7	13	68
云　南 Yunnan	16	8	129	12	13	104
西　藏 Tibet	7	1	74	1	1	72
陕　西 Shaanxi	10	10	107	3	24	80
甘　肃 Gansu	14	12	86	4	17	65
青　海 Qinghai	7	2	43	3	5	35
宁　夏 Ningxia	5	5	22	2	9	11
新　疆 Xinjiang	14	2	101	22	11	68

全国人口数

Population of China

指标 Indicator	2000	2005	2009	2010	2011	2012	2013
总人口(万人)	**126743**	**130756**	**133450**	**134091**	**134735**	**135404**	**136072**
Total Population (10 000)							
按性别分 By Sex							
男性 Male	65437	67375	68647	68748	69068	69395	69728
女性 Female	61306	63381	64803	65343	65667	66009	66344
按城乡分 By Urban and Rural							
城镇 Urban	45906	56212	64512	66978	69079	71182	73111
乡村 Rural	80837	74544	68938	67113	65656	64222	62961
按年龄段分 By Age Group							
0~14岁(Age)	29012	26504	24659	22259	22164	22287	23875
15~64岁(Age)	88910	94197	97484	99938	100283	100403	99036
65+岁(Age)	8821	10055	11307	11894	12288	12714	13161
人口构成（%）	100.0	100.0	100.0	100.0	100.0	100.0	100.0
Composition of the population (%)							
按城乡分 By Urban and Rural							
城镇 Urban	36.2	43.0	48.3	49.9	51.3	52.6	53.7
乡村 Rural	63.8	57.0	51.7	50.1	48.7	47.4	46.3
按年龄段分 By Age Group							
0~14岁(Age)	22.9	20.3	18.5	16.6	16.5	16.5	17.5
15~64岁(Age)	70.1	72.0	73.0	74.5	74.4	74.1	72.8
65+岁(Age)	7.0	7.7	8.5	8.9	9.1	9.4	9.7
性别比 Sex Ratio	106.7	106.3	105.9	105.2	105.2	105.1	105.1
出生性别比	116.9	118.6	119.5	117.9	117.8	117.7	117.6
Sex Ratio at Birth							

注: ①本表摘自《中国统计年鉴》和《中国统计摘要》；②总人口包括现役军人。

Note: ①Data in the table are from China Statistical Yearbook and China Statistical Abstract. ②Total population include active servicemen.

各地区人口数

Population by Region

地　区 Region	总人口 Total Population (10000)			按城乡分 By Residence (10000) 2012		城镇人口% Urban Population as % of Total Population 2012	性别比 Sex Ratio 2012
	2000	2010	2012	城镇 Urban	乡村 Rural		
总　计 Total	**126743**	**134091**	**135404**	**71182**	**64222**	**52.6**	**105.1**
北　京 Beijing	1364	1962	2069	1784	286	86.2	105.2
天　津 Tianjin	1001	1299	1413	1152	261	81.6	98.6
河　北 Hebei	6674	7194	7288	3411	3877	46.8	104.6
山　西 Shanxi	3247	3574	3611	1851	1760	51.3	104.5
内蒙古 Inner Mongolia	2372	2472	2490	1438	1052	57.7	104.4
辽　宁 Liaoning	4184	4375	4389	2881	1508	65.7	100.5
吉　林 Jilin	2682	2747	2750	1477	1273	53.7	103.5
黑龙江 Heilongjiang	3807	3833	3834	2182	1652	56.9	103.7
上　海 Shanghai	1608.6	2303	2380	2126	255	89.3	108.8
江　苏 Jiangsu	7327	7869	7920	4990	2930	63.0	98.9
浙　江 Zhejiang	4679.9	5447	5477	3461	2016	63.2	104.6
安　徽 Anhui	6093	5957	5988	2784	3204	46.5	108.8
福　建 Fujian	3410	3693	3748	2234	1514	59.6	101.9
江　西 Jiangxi	4149	4462	4504	2140	2364	47.5	107.6
山　东 Shandong	8998	9588	9685	5078	4607	52.4	102.1

资料来源：《中国统计年鉴》。Source: China Statistical Yearbook.

续表 Continued

地区 Region	总人口 Total Population (10000)			按城乡分 By Residence (10000) 2012		城镇人口% Urban Population as % of Total Population 2012	性别比 Sex Ratio 2012
	2000	2010	2012	城镇 Urban	乡村 Rural		
河　南 Henan	9488	9405	9406	3991	5415	42.4	102.3
湖　北 Hubei	5646	5728	5779	3092	2687	53.5	103.8
湖　南 Hunan	6562	6570	6639	3097	3542	46.7	106.6
广　东 Guangdong	8650	10441	10594	7140	3454	67.4	111.9
广　西 Guangxi	4751	4610	4682	2038	2644	43.5	107.7
海　南 Hainan	789	869	887	457	429	51.6	113.6
重　庆 Chongqing	2849	2885	2945	1678	1267	57.0	101.4
四　川 Sichuan	8329	8045	8076	3516	4561	43.5	110.0
贵　州 Guizhou	3756	3479	3484	1269	2216	36.4	105.7
云　南 Yunnan	4241	4602	4659	1831	2828	39.3	105.9
西　藏 Tibet	258	301	308	70	238	22.8	98.7
陕　西 Shaanxi	3644	3735	3753	1877	1876	50.0	107.1
甘　肃 Gansu	2515	2560	2578	999	1579	38.8	106.0
青　海 Qinghai	517	563	573	272	301	47.4	106.4
宁　夏 Ningxia	554	633	647	328	319	50.7	104.5
新　疆 Xinjiang	1849	2185	2233	982	1251	44.0	104.0

人口年龄构成(%)

Composition of Population by Age (%)

年龄组 Age Group	合计 Total			男性 Male			女性 Female		
	2000	2010	2012	2000	2010	2012	2000	2010	2012
合计 Total	**100.0**	**100.0**	**100.0**	**51.5**	**51.2**	**51.3**	**48.5**	**48.8**	**48.8**
0～4	5.6	5.7	5.7	3.0	3.1	3.1	2.5	2.6	2.6
5～14	17.4	10.9	10.8	9.2	5.9	5.8	8.2	5.0	4.9
15～24	15.9	17.1	15.6	8.1	8.7	8.1	7.8	8.4	7.5
25～34	19.7	14.9	15.4	10.1	7.5	7.8	9.6	7.3	7.6
35～44	15.3	18.2	17.5	7.9	9.3	8.9	7.4	8.9	8.6
45～54	12.0	13.8	14.3	6.2	7.1	7.3	5.8	6.8	7.0
55～59	3.7	6.1	6.4	1.9	3.1	3.2	1.8	3.0	3.1
60～64	3.4	4.4	4.9	1.7	2.2	2.5	1.6	2.2	2.5
65～69	2.8	3.1	3.3	1.4	1.6	1.7	1.4	1.5	1.7
70～74	2.1	2.5	2.5	1.0	1.2	1.2	1.1	1.2	1.3
75～79	1.3	1.8	1.9	0.6	0.9	0.9	0.7	0.9	1.0
80～84	0.6	1.0	1.1	0.3	0.4	0.5	0.4	0.6	0.6
85+	0.3	0.6	0.6	0.1	0.2	0.2	0.2	0.4	0.4

资料来源：《中国统计年鉴》。Source: China Statistical Yearbook.

人口文化程度

Educational Level of the Population

指标 Indictor	1990	2000	2010
绝对数(万人) Total Population (10000)			
大专及以上 Junior College and Above	1613	4571	11964
高中和中专 Senior Secondary and Secondary Technical School	9113	14109	18799
初中 Junior Secondary School	26465	42989	51966
小学 Primary School	42011	45191	35876
文盲人口 Illiterate	18003	8507	5466
每十万人口(人) per 100 000 population			
大专及以上 Junior College and Above	1422	3611	8930
高中和中专 Senior Secondary and Secondary Technical School	8039	11146	14032
初中 Junior Secondary School	23344	33961	38788
小学 Primary School	37057	35701	26779
文盲率(%) Illiterate Rate(%)	**15.9**	**6.7**	**4.1**

资料来源：《中国统计年鉴》。 Source: China Statistical Yearbook.

国内生产总值和财政收支

Gross Domestic Products,Government Revenues and Expenditures

年份 Year	国民总收入(亿元) Gross National Income (100 Million Yuan)	国内生产总值(亿元) GDP (100 Million Yuan)	人均国内生产总值(元) GDP per Capita (Yuan)	财政收入(亿元) Government Revenue (100 Million Yuan)	财政支出(亿元) Government Expenditur (100 Million Yuan)
2005	183619	184937	14185	31649	33930
2009	341401	340903	25608	68518	76300
2010	403260	401202	29992	83102	89874
2011	468562	473104	35198	103874	109248
2012	516662	519322	38449	117210	125712
2013	…	568845	…	129143	139744

资料来源：《中国统计年鉴》、《中国统计摘要》。下表同。Source: China Statistical Yearbook and China Statistical Abstract. The same for the table below.

居民消费价格与商品零售价格指数（上年=100）

Consumer Price and Retail Price Index（Preceding Year=100）

指标 Indictor	2009	2010	2011	2012	2013
居民消费价格指数 Consumer Price Index	99.3	103.3	105.4	102.6	102.6
#医疗保健 Health Care	101.4	103.3	102.9	101.7	…
#医疗保健服务 Health Care Services	101.0	100.9	100.6	100.7	…
商品零售价格指数 Retail Price Index	98.8	103.1	104.9	102.0	101.4
中药及中成药 Traditional Chinese Medicine and Patent Medicine	102.4	111.1	112.1	104.9	…
西药 Chemical Medicines	101.1	101.0	99.6	100.3	…